U0128643

get it 轻知

毕 蕙

北京大学第一医院妇产科主任医师

编著

更年期这十年

中国轻工业出版社

图书在版编目（CIP）数据

更年期这十年 / 毕蕙编著 . —北京：中国轻工业
出版社，2024.2
　ISBN 978-7-5184-4589-9

　Ⅰ.①更… Ⅱ.①毕… Ⅲ.①女性—更年期—保健
Ⅳ.①R711.75

中国国家版本馆 CIP 数据核字（2023）第 200945 号

责任编辑：程　莹　　责任终审：李建华　　整体设计：悦然生活
策划编辑：付　佳　　责任校对：朱燕春　　责任监印：张京华

出版发行：中国轻工业出版社（北京鲁谷东街 5 号，邮编：100040）
印　　刷：艺堂印刷（天津）有限公司
经　　销：各地新华书店
版　　次：2024 年 2 月第 1 版第 1 次印刷
开　　本：710 × 1000　1/16　印张：12
字　　数：200 千字
书　　号：ISBN 978-7-5184-4589-9　定价：58.00 元
邮购电话：010-85119873
发行电话：010-85119832　010-85119912
网　　址：http://www.chlip.com.cn
Email：club@chlip.com.cn
版权所有　侵权必究
如发现图书残缺请与我社邮购联系调换
221002S2X101ZBW

世界卫生组织预测，到 2030 年，我国更年期女性人数将超过 2.1 亿。其中 80% 以上的女性，会遭遇更年期引发的不适，甚至导致生理或心理上的疾病。

每一个看似进入更年期的表现，都是在释放一个重要的信号——她们的身心太累了。我们都不愿意看到更年期女性遭受这样的身心痛苦，独自苦苦挣扎，更年期女性应该得到发自内心的关心与理解，也应该拥有应对更年期行之有效的方法。

为此，我根据 30 年的临床经验编写了这本书。

本书是女性必不可少的更年期自助医学工具书，对更年期综合征这一典型身心疾病的诸多疑问给出了详细的解答。本书共分六章：第一章讲述了如何科学认识更年期、如何更好地度过更年期；第二章详解更年期各种不适症状，告诉每一位更年期女性要多关爱自己一点，以缓解和消除更年期不适症状；第三章破除激素疗法的谣言，讲清楚激素什么时候该用、什么时候不能用；第四章给出了健康合理的 24 小时生活方式；第五章揭示了补钙增肌的重要性，给出了预防骨质疏松、延缓肌肉衰减的办法；第六章分享了案例，携手更年期女性平稳度过更年期。

希望本书可以让更多正处于更年期或即将进入更年期的女性减少更年期的不适症状，顺利度过这个人生中的"多事之秋"，更年轻、更健康、更幸福。

毕 蕙

# 守护雌激素，安度更年期：老得慢、情绪好、不发胖

## 一图看懂更年期，不是你爱发火，是激素先动的手

　　激素主导女性一生的美丽和健康，在女性一生中的几个重要时期，激素平衡对女性而言十分重要。

| 初潮 | | 青春期至育龄期 | |
|---|---|---|---|
| 一般发生在 12~14 岁<br>性激素开始大幅增高<br>激素不平衡 VS 激素平衡 | | 15~25 岁<br>性激素急剧增高<br>激素不平衡 VS 激素平衡 | |
| ·长青春痘、皮肤粗糙<br>·肥胖、平胸<br>·对异性缺乏吸引力 | ·皮肤光滑细腻、容貌美丽<br>·身材窈窕<br>·对异性吸引力大 | ·相貌男性化、体毛多<br>·月经紊乱<br>·难怀孕 | ·相貌女性化、健康美丽<br>·月经规律<br>·易怀孕 |
| 产后 | | 更年期 | |
| 25~40 岁<br>性激素波动较大<br>激素不平衡 VS 激素平衡 | | 45~55 岁<br>性激素迅速下降<br>激素不平衡 VS 激素平衡 | |
| ·身材走样、水桶腰<br>·皮肤加速衰老<br>·抑郁烦躁 | ·身材迅速恢复<br>·皮肤紧致，光彩照人<br>·幸福愉快 | ·皮肤松弛、皱纹丛生<br>·黄褐斑、水桶腰<br>·乳房下垂、性欲下降<br>·心血管疾病、妇科肿瘤<br>·更年期综合征高发 | ·健康美丽<br>·皮肤紧致、身材窈窕<br>·活力依旧<br>·比同龄人更具有魅力 |

## 女性激素水平"折棍式"骤降，更年期来了

随着年龄增长，卵巢功能逐渐衰退，雌激素水平下降，女性加速走向衰老。

女性各年龄段雌激素水平

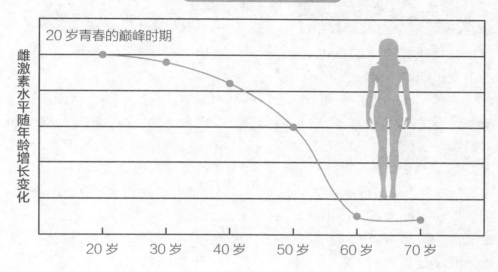

20 岁青春的巅峰时期

雌激素水平随年龄增长变化

20 岁　30 岁　40 岁　50 岁　60 岁　70 岁

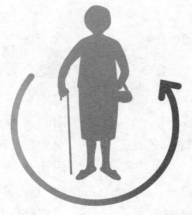

**从 25 岁开始**

雌激素的分泌量以每10 年下降 15% 的速度逐年减少，老化开始。

**60 岁时**

雌激素分泌量只有年轻时的 1/5 左右，年轻不再。

**30 岁以后**

由于雌激素的分泌减少，生理功能开始衰退。

**40~50 岁**

此时女性的雌激素水平进入低谷，卵巢功能开始衰退。

# 更年期 8 大谣言，别信！

## 谣言 1：40 岁是更年期的开始？

**真相：** 更年期没有明确的起点，进入更年期的年龄因人而异，多数人在 45~55 岁进入更年期。40 岁以上的女性，在 10 次月经周期中，出现 2 次及以上月经周期提前或推后 ≥7 天，就代表进入更年期了。除了月经周期改变，更年期还可能出现潮热出汗、失眠心悸、关节疼痛等症状，这些也是进入更年期的信号。

## 谣言 2：更年期一定有更年期症状？

**真相：** 不一定。更年期是所有女性必经的时期，体现了自然衰老的规律。而更年期综合征是在这个时期出现的一系列症状。约 80% 的更年期女性会出现一种或多种不同程度的更年期症状，其中一半女性会感觉明显不舒服，而另一半女性可能只是偶尔感到轻微不适，可以通过自我调节顺利度过更年期。

## 谣言 3：绝经了，更年期就结束了？

**真相：** 绝经不等于更年期结束。更年期没有明确的起点和终点。当女性月经开始紊乱并伴有不舒服的更年期症状时就进入了更年期，而当月经彻底停止且这些不舒服的更年期症状也没有了时就代表更年期结束。但这些症状的出现时间有时会在月经紊乱之前，有时会在月经紊乱之后甚至是绝经后几年。

## 谣言 4：更年期补雌激素会变胖？

**真相：** 容易让人变胖的激素其实指的是肾上腺皮质激素，比如地塞米松、强的松、氢化可的松等。而更年期女性雌激素水平下降，会出现潮热盗汗、睡眠困难、情绪波动等一系列困扰身心的症状，为了应对这些变化或不适，可以在医生指导下按需补充雌激素。合理适量补充雌激素是不会变胖的。

## 谣言 5：初潮越早，绝经越晚？

**真相**：绝经年龄与初潮年龄之间没有必然联系。绝经时间早晚主要与家族遗传、自身免疫疾病、放化疗、环境因素、吸烟等不良习惯等有关。

比如长期吸烟可能会导致绝经时间提前、卵巢早衰，吸烟女性较非吸烟女性绝经年龄可提前 1~2 年。

## 谣言 6：更年期不适，必须挂妇科？

**真相**：40 岁以上的女性出现潮热、头晕、胸痛等症状时，可以先去对应的专科门诊进行检查，排除器质性病变。

如果检查结果显示一切正常，可还是感觉不舒服，这时建议去妇科或内分泌科就诊，判断是否进入了更年期。

## 谣言 7：绝经越早／晚，身体越好？

**真相**：绝经太早或太晚都不好，多数女性的绝经年龄是 45~55 岁。

女性在 40 岁之前绝经，称为"早绝经"，卵巢早衰和绝经太早会让女性过早失去雌激素的保护，心血管疾病和骨质疏松等问题容易提前发生。

绝经也不是越晚越好，在 55 岁之后绝经就属于"晚绝经"，雌激素长期刺激容易增加患子宫内膜癌、乳腺癌等的风险。

## 谣言 8：更年期可以延缓或避免？

**真相**：人们常常看到这样的说法："常吃这种食物，延缓更年期""推迟更年期，更有女人味"……更年期真的可以延缓或避免吗？

人到中年，总是不愿承认自己年龄大了，不想老得太快，但我们必须正视更年期的存在，接纳自己进入更年期的事实。

更年期就像青春期一样，是女性一生中必经的正常生理过程，更年期没有办法也没有必要延缓或避免，而且更年期症状是可以通过积极调理和治疗来改善的。

# 目录

第一章

## 抓住"黄金生命期"这十年
### 更顺更年期，更长寿、更健康

**女性 45~55 岁，开始进入更年期**     20
更年期又叫"围绝经期"     20
更年期会经历哪些不适     20

**如何快速判断自己是否进入了更年期**     21
更年期总是与绝经相伴而来     21
如何自我检测是否进入了更年期     22
医学上如何判断生理周期属于哪个阶段     24

**绝经前：读懂这些更年期早期信号，早做准备**     26
信号 1   皮肤衰老速度加快     26
信号 2   性情发生改变     26
信号 3   容易出现月经紊乱     27
信号 4   女性性特征变得不明显     27
信号 5   身体潮红，一阵阵地发汗     27

**绝经过渡期：厘清谣言，平稳度过**     28

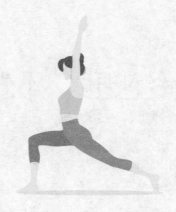

**围绝经期：坚持保健，慧吃慧动，促长寿**    30

更年期不是病，更年期要防病    30

存在这 3 种情况之一，应该尽早去看医生    31

健康的生活方式，助力稳度更年期    32

保持积极乐观的生活态度，更年期会过得更平顺    33

**绝经后期：进行"4 补 3 控"，早知悉早受益**    34

补充 1　钙    34

补充 2　蛋白质    34

补充 3　水分    34

补充 4　雌激素    35

控制 1　情绪    35

控制 2　体重    35

控制 3　盐分摄入    35

**更年期去医院需要检查什么**    36

更年期诊疗流程    36

更年期检查攻略    37

专题　女性更年期会遇到的问题    38

# 第二章

# 绝经过渡期，不适症状来袭

## 各个击破，远离不适、拒绝早衰

**更年期常见不适症状消除术**    40

容易疲劳    40

手脚冰冷    42

瘦不下来    44

皮肤干燥、瘙痒    46

皮肤松弛    48

头发干枯、脱发    50

肩颈酸痛    52

便秘、胀气    54

潮热、潮红    56

**更年期精神神经症退散法**    58

烦躁不安    58

心情变幻无常（神经症）    60

消沉（自我厌恶、抑郁症）    62

疑病症    64

紧张、心悸    66

偏执状态（偏执症）    68

焦虑症    70

性冷淡    72

失眠多梦    74

胸闷、气短、爱叹气    76

**更年期妇科疾病和泌尿系统疾病缓解法**     78

异常子宫出血     78

痛经     80

月经紊乱（绝经前期）     82

尿路感染     84

阴道分泌物异常（老年性阴道炎）     86

尿频、尿失禁     88

卵巢囊肿     92

子宫脱垂     94

子宫内膜异位症     96

**更年期慢病早知早治早预防**     98

血糖波动，预防糖尿病     98

血管舒缩异常，预防高血压     100

体脂率升高，预防血脂异常     102

心前区疼痛，预防心脑血管疾病     104

关节部位红、肿、热、痛，预防高尿酸血症     106

记忆力减退，预防阿尔茨海默病     108

乳房疼痛，预防乳腺癌     110

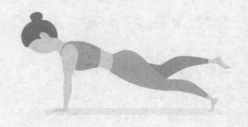

<h2>第三章</h2>

<h1>围绝经期，关于激素疗法</h1>
什么时候该用激素，答疑解惑、不迷茫

**为什么要进行激素补充治疗**   114
激素缺乏会导致哪些健康问题   114
如何判断到底要不要进行激素补充治疗   115

**激素补充治疗的一些传言，要注意分辨**   116

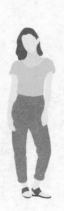

更年期忍一忍就过去了吗   116
补充雌激素会发胖吗   116
补充雌激素会增加患癌风险吗   116
药补不如食补，用食物补充雌激素更好吗   116
一进入围绝经期就要开始补充雌激素吗   117
可以自己购买雌激素吗   117
激素补充治疗过程中有不良反应要立即停药吗   117

**更年期激素补充治疗药物和用药方案**   118
激素补充治疗药物有哪些   118
雌激素   118
孕激素   119
雌、孕激素复方制剂   119
激素补充治疗需遵循 7 大原则   120
常用的激素补充治疗方案   122

**那些关于激素补充治疗的疑虑**   125
补充激素后会有什么不良反应   125
补充激素后来月经了，会怀孕吗   125
漏服药物了怎么办   125
哪些人不能用或慎用激素补充治疗   125

# 第四章

# 每天进步一点点，管理 24 小时生活方式

抓住逆龄密码，不老、不胖、不病

**更年期不等于变"丑"**      128
抗衰老≠抗皱纹，抵抗全方位衰老      128
从生活细节层面，自我识别身体衰老信号      128

**每天改变一点点，重返年轻态**      130
用简单的习惯，重塑健康的身体      130
身体老不老，一个动作就能测出来      131

**7 小时的睡眠让身体"重启"**      132
饭后 4 小时上床睡觉，脂肪不堆积      132
7 步建立规律作息，睡出年轻和美丽      133
3 次呼吸法：帮助快速入眠      134
晨起做好 4 件事，一年四季都安康      135
起床后 1 小时内吃早餐，让生理时钟重置      136
30 分钟以内的午休让人迅速振作起来      137

**16 小时内的三餐合理安排，重塑易瘦体质**      138
6 点起床后先喝一杯温开水      138
更年期女性如何喝水      138
首选奶制品或大豆制品，补充蛋白质      139
8 点早餐：避免血糖上升，选全谷物类食物      140
七成饱的秘密      141
12 点午餐：控制淀粉类食物摄入量，多吃蔬果      142
强力补充优质蛋白质，击败疲劳与懒怠      143

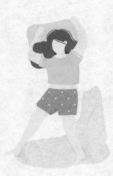

18 点晚餐：越简单越好，避免影响睡眠　　　　144

过多摄入糖类食物会给皮肤带来不良影响　　　　145

如果要吃甜食，请选对时间　　　　146

吃饭晚的加班族可以将晚餐分成两次吃　　　　146

少油少盐，控糖限酒　　　　146


**早上 30 分钟有氧运动 + 晚上 30 分钟抗阻运动，**
**越动越年轻**　　　　148

早晨 5 分钟全身拉伸　　　　148

30 分钟快走，分泌多巴胺，心情好状态才好　　　　150

通过"增加 10 分钟"活动来增加运动量，

　　让脂肪燃烧吧　　　　151

躯体伸展运动加快新陈代谢、瘦腰塑形　　　　152

每天 30 分钟抗阻训练，增肌燃脂效果好　　　　153

自然变瘦的秘密：柔韧性训练 + 平衡性训练　　　　154

5 分钟面部瑜伽，改善面部皮肤下垂　　　　156


**5 分钟"脑袋放空时间"，让疲劳的大脑"满血复活"**　　　　157

自我测试，看看你的大脑是否疲劳　　　　157

5 分钟静态冥想，释放压力　　　　158

5 分钟动态冥想，赶走心烦意乱　　　　159

放松训练，让疲劳的大脑"满血复活"　　　　160

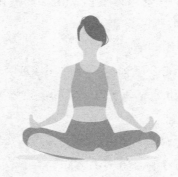

# 第五章

# 女人 40+，注意补钙增肌
预防骨质疏松，延缓肌肉衰减，提高生活质量

**跌倒高危因素之一：骨质疏松**      162
失去雌激素的保护，衰老加快      162
骨质疏松为何偏爱绝经后女性      163
骨质疏松的 1 分钟自我检测法      164
当心！这些不良生活习惯可导致骨质疏松      166
每天补钙，是不是就可以预防骨质疏松了      166
除了补钙，适当运动也可预防骨质疏松      169

**跌倒高危因素之二：肌肉衰减**      173
防止肌肉流失，对抗骨质疏松      173
肌少症——绝经女性易忽视的疾病      173

**简单 3 步，自我测试肌少症**      175
测试一：测量小腿围      175
测试二：握力测试      176
测试三：6 米步速测量      176

**吃对蛋白质，预防肌肉流失，延缓衰老**      177
留住肌肉，可以从日常膳食入手      177
蛋白质的 5 种聪明吃法，让你年轻有活力      179

**适当的抗阻训练可以减缓肌肉流失速度**      181
防摔倒秘籍——锻炼肌肉      181
针对下肢：芭蕾画圈      181
针对上肢：俯身臂屈伸      181
防摔倒秘籍——锻炼平衡能力      181

增强平衡能力：下蹲提踵     182

增强平衡能力：下蹲摇摆     182

第六章

# 了不起的中年妇女

实例分享，情感共鸣，安然共度更年期

**家庭：生活不只是柴米油盐酱醋茶，还有**

        **琴棋书画诗酒花**     184

案例分享     184

如何经营好自己的更年期生活     184

**婚姻：相互体谅，适当寻求老公的帮助**     186

案例分享     186

如何体恤更年期的妻子     186

**孩子：建立良好的沟通渠道**     188

案例分享     188

更年期的母亲如何与青春期的孩子相处     189

**自我成长：当退休撞上更年期怎么办**     190

案例分享     190

如何调整再就业心态     190

案例分享     191

结语     **拥抱自由的第二人生 从认识更年期开始**     192

第
一
章

---

抓住 "黄金生命期"
这十年

更顺更年期，
更长寿、更健康

# 女性 45~55 岁，开始进入更年期

## 更年期又叫"围绝经期"

所谓"更年期"，医学上正式的称谓是"围绝经期"，是指女性卵巢功能逐步下降走向衰退后出现一系列心理和生理改变的时期。

中国女性开始进入围绝经期的平均年龄为 46 岁，绝经的平均年龄在 48~52 岁，约 90% 的女性在 45 ~ 55 岁绝经。女性在 40 岁之前绝经称为"早绝经"。绝经年龄受多种因素影响，在不同研究中，体重、饮食、运动、受教育程度等对绝经年龄的影响并不完全一致，但各研究一致发现，吸烟使绝经年龄提前，产次≥2 次使绝经年龄略推后。

**特别提醒：**"早更"与"更年期早期""即将进入更年期"有区别。"早更"是指女性 40 岁之前，由于各种原因造成卵巢早衰，提前进入更年期，出现一系列类更年期症状的现象。

## 更年期会经历哪些不适

绝经本质上是卵巢功能衰竭，激素水平会随之发生变化，带来一系列症状，我们称之为围绝经期综合征。

1.月经紊乱。

2.血管舒缩症状：潮红、潮热、多汗等。

3.睡眠障碍：睡眠质量差——失眠多梦、容易醒。

4.精神心理症状：激动易怒火气大、焦虑不安爱怀疑、情绪低落甚至失控、抑郁等。

5.泌尿生殖道萎缩相关问题：阴道干涩、瘙痒、疼痛、性交痛；反复下尿路感染、夜尿增加、尿频尿急等。

# 如何快速判断自己是否进入了更年期

## 更年期总是与绝经相伴而来

更年期在医学上称为"围绝经期"，因为更年期其实在绝经（月经的永久性停止）之前就已经开始了，是指从绝经过渡期开始到绝经后 1 年内的时期。

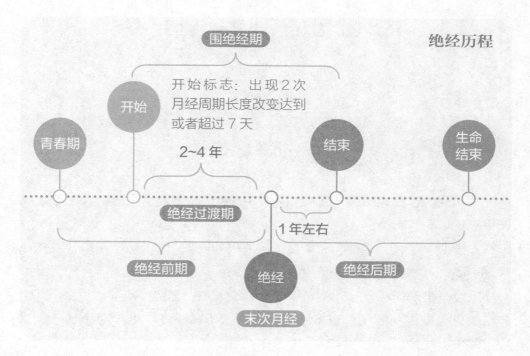

月经周期长短不一（10 次月经周期中，有 2 次或以上发生邻近周期改变≥7 天），标志着进入绝经过渡期早期。

当月经周期稳定延长（≥60 天），标志着进入绝经过渡期晚期。

当末次月经之后超过 12 个月没有再来月经，考虑"绝经"。

## 如何自我检测是否进入了更年期

### 使用 FSH 试纸，一测就知道了

在更年期这个特殊阶段，女性的卵巢功能逐渐衰退，雌激素水平一落千丈，但 FSH（促卵泡激素）水平会上升。FSH 试纸可检测尿液中的 FSH 水平，以此来判断女性是否进入了更年期。

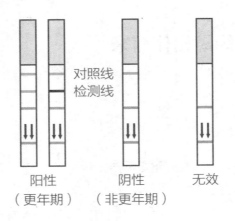

### 使用方法

取出 FSH 试纸，将没有颜色的一端浸入晨尿 3~5 秒；取出试纸，平放 5~10 分钟即可观察结果。

### 结果判断

1. 出现两道杠：阳性，说明体内 FSH 值升高，表明已经进入更年期或卵巢出现早衰，需重视。

2. 出现一道杠：阴性，说明体内 FSH 值正常，卵巢功能正常，注意日常调理即可。

3. 没有出现横杠：操作不正确或者试纸无效，需要重测。

如果检测出两道杠，也不用过于紧张，可以通过《更年期症状严重程度自测表》检测一下更年期症状的严重程度。

### 对照表自查，超过 6 分要注意

改良 Kupperman 量表是临床及研究工作中常用的检测更年期症状严重程度的自测表。

## 更年期症状严重程度自测表（改良 Kupperman 评分标准）

| 症状 | 基本分 | 程度评分 | | | | 症状得分 |
|------|--------|---------|---------|---------|---------|---------|
| | | 0 分 | 1 分 | 2 分 | 3 分 | |
| 潮热及出汗 | 4 | 无 | <3 次/日 | 3~9 次/日 | ≥10 次/日 | |
| 感觉障碍 | 2 | 无 | 与天气有关 | 平常有冷、热、痛、麻木感 | 冷、热、痛感丧失 | |
| 失眠 | 2 | 无 | 偶尔 | 经常，服安眠药有效 | 影响工作生活 | |
| 易激动 | 2 | 无 | 偶尔 | 经常，能克制 | 经常，不能克制 | |
| 抑郁及疑心 | 1 | 无 | 偶尔 | 经常，能控制 | 失去生活信念 | |
| 眩晕 | 1 | 无 | 偶尔 | 经常，不影响生活 | 影响日常生活 | |
| 疲乏 | 1 | 无 | 偶尔 | 上四楼困难 | 日常活动受限 | |
| 骨关节痛 | 1 | 无 | 偶尔 | 经常，不影响功能 | 功能障碍 | |
| 头痛 | 1 | 无 | 偶尔 | 经常，能忍受 | 需治疗 | |
| 心悸 | 1 | 无 | 偶尔 | 经常，不影响生活 | 需治疗 | |
| 皮肤蚁走感 | 1 | 无 | 偶尔 | 经常，能忍受 | 需治疗 | |
| 泌尿系统感染 | 2 | 无 | 偶尔 | >3 次/年，能自愈 | >3 次/月，需服药 | |
| 性生活状况 | 2 | 正常 | 性欲下降 | 性交痛 | 性欲丧失 | |
| 总分 | | | | | | |
| 程度评价 | 症状得分 = 症状基本分 × 程度评分，总分为各症状得分之和。<br>总分：>30 分为重度、16~30 分为中度、6~15 分为轻度、<6 分为正常 | | | | | |

## 医学上如何判断生理周期属于哪个阶段

### "STRAW+10"分期（生殖衰老分期）系统

初潮 · 末次月经（0）

| 分期 | -5 | -4 | -3b | -3a | -2 | -1 | +1a | +1b | +1c | +2 |
|---|---|---|---|---|---|---|---|---|---|---|
| 术语 | 生育期 | | | | 绝经过渡期 | | 绝经后期 | | | |
| | 早期 | 峰期 | 晚期 | | 早期 | 晚期 | 早期 | | | 晚期 |
| | | | | | 围绝经期 | | | | | |
| 持续时间 | 可变 | | | | 可变 | 1~3年 | 2年(1年+1年) | | 3~6年 | 余生 |
| **主要标准** | | | | | | | | | | |
| 月经周期 | 可变到规律 | 规律 | 规律 | 经量、周期长度轻微变化 | 邻近周期的长度变异≥7天，10个月经周期内重复出现 | 月经周期长度≥60天 | | | | |
| **支持标准** | | | | | | | | | | |
| 内分泌 FSH | | | 可变 | | ↑可变 | ↑≥25 IU/L | ↑可变 | | | 稳定 |
| AMH | | 低 | 低 | | 低 | 低 | 低 | | | 极低 |
| 抑制素B | | 低 | 低 | | 低 | 低 | 低 | | | 极低 |
| 窦卵泡数 | | 少 | 少 | | 少 | 少 | 极少 | | | 极少 |
| **描述性特征** | | | | | | | | | | |
| 症状 | | | | | | 血管舒缩症状 | 血管舒缩症状 | | | 泌尿生殖道萎缩症状 |

来源：北京协和医院陈蓉教授于中华医学会第十三次全国妇产科学学术会议就"绝经诊断和生殖衰老分期"的专题讲座。

## 评定分期的依据有三个方面

1. 主要指标：月经周期改变。

2. 支持指标：包括内分泌激素［促卵泡激素（FSH）、抗米勒管激素（AMH）、抑制素 B］和窦卵泡数量。

3. 描述性特征：如潮红、潮热等血管舒缩症状、泌尿生殖道萎缩症状等。

## 评估生殖衰老进程的金标准

参照"STRAW+10"分期系统可以对自己的月经情况进行简单的分期，由此可以客观地判断自己的生理周期属于哪个阶段。

如果 40 岁以前已经出现绝经过渡期的月经改变，那么你的卵巢可能已经开始出现早衰的情况，建议尽早到专科医生处就诊。

如果 40～45 岁出现绝经过渡期的月经改变，那么可能属于"早绝经"的范畴（不是卵巢早衰）。

如果 45 岁以后出现绝经过渡期的月经改变，那么恭喜你，你和绝大多数健康的中国女性一样，在接近平均绝经年龄的时间段出现了这个阶段的正常生理变化。

## 医学上绝经的分期

根据世界卫生组织的标准，研究绝经时可将其分为 4 个时期：

1. 绝经前（月经停止以前的生命过程）；

2. 绝经［卵巢功能彻底衰退，月经停止 > 12 个月，出现绝经相关的生物学改变，FSH > 40 IU/L（国际单位 / 升）］；

3. 围绝经期（依据"STRAW+10"分期系统，从临床特征、内分泌学及生物学上开始出现绝经趋势的迹象，直至绝经 1 年）；

4. 绝经后期（绝经后的生命过程）。

# 绝经前：读懂这些更年期早期信号，早做准备

## 信号 1
### 皮肤衰老速度加快

女性在进入更年期之前，卵巢功能已经出现衰退现象。而卵巢有着分泌雌激素的功能，一旦功能衰退，就无法正常分泌雌激素。而雌激素是女性的青春激素和健康激素，能够维持皮肤的正常代谢。

一旦雌激素水平降低，皮肤的新陈代谢速度会发生变化，且皮肤中的胶原蛋白也会减少，就会使女性皮肤出现粗糙、干燥，弹性下降，容易长皱纹、敏感等现象，会使女性的外在形象发生较大改变。

## 信号 2
### 性情发生改变

女性身体当中的雌激素能够维持女性的正常内分泌，一旦雌激素水平降低，就会发生内分泌失调现象，从而影响女性的神经系统，很容易出现植物神经功能紊乱现象。

这样一来，就会使女性的性情发生一系列的改变，比如出现过度焦虑、紧张、不安等情绪，而且性情会变得暴躁易怒，会因微小刺激出现情绪难以自控的现象。由于性情方面的改变，女性容易出现睡眠问题，比如失眠、容易惊醒等。

**信号 3**
**容易出现月经紊乱**

当女性进入更年期后，由于雌激素水平降低，子宫内膜的周期性增生和脱落受到影响，从而使月经出现问题。

比如月经量开始减少，每次来月经的天数也会缩短，经血的颜色会变得非常淡，甚至会出现忽然闭经的现象。

也有一些女性在进入更年期后，会出现月经量非常多的情况，甚至会出现经血淋漓不尽的现象。出现这种现象一段时间之后，又可能会出现月经量特别少的情况，没有任何规律可言。

**信号 4**
**女性性特征变得不明显**

女性性特征发生改变，是女性进入更年期的一个较为明显的表现。

雌激素不仅可以促使女性的第二性征出现，还有着维持第二性征的作用。一旦雌激素水平降低，女性的第二性征会发生非常大的改变。

比如乳腺部位得不到相应刺激，乳房会出现下垂、萎缩现象。而阴道黏膜会变得非常薄，阴道会过度狭窄，甚至会出现外阴萎缩的现象。

**信号 5**
**身体潮红，一阵阵地发汗**

女性到了更年期，会有一个明显的表现，那就是身体容易潮红出汗。提前进入更年期的女性也会出现这种现象，没有什么原因，脸部或背部等处会异常地发热，皮肤会变红，还会出虚汗。如果还没有到 45 岁，却频繁出现这种情况，就要判断自己是否提前进入了更年期。

# 绝经过渡期：厘清谣言，平稳度过

绝经过渡期：指从绝经前生育期走向绝经的一段过渡时期，是从临床特征、内分泌学及生物学上开始出现绝经趋势的迹象直至最后一次月经的时期。进入绝经过渡期的标志是 40 岁以上的女性在 10 个月之内发生两次相邻月经周期长度的变化≥7 天。

## 问题 1：我有 3 个月没来月经了，是绝经了吗？

答：不是的。40 岁以上的女性，月经持续 12 个月没来，而且排除了怀孕或宫腔粘连等器质性病变以后，才能考虑是绝经了。如果是 40 岁以下的女性出现了绝经症状，就要考虑是否有卵巢早衰的情况，需要积极治疗。

## 问题 2：我绝经了，晚上老是睡不好、失眠、烦躁，这些是更年期症状吗？

答：是的。烦躁、潮热、出汗、睡眠差、全身关节酸痛等都是典型的更年期症状，有的更年期女性会出现抑郁等情绪障碍，严重时甚至有自杀倾向。更年期女性需要家人的呵护和体谅，也要积极寻求医生的帮助。

**问题 3：我今年 45 岁了，月经开始紊乱，没有以前规律了，这是更年期到了吗？**

答：是的。月经紊乱是女性进入更年期早期的首要表现。女性进入更年期后，卵巢功能减退，卵巢开始不排卵或稀发排卵，从而导致女性缺乏孕激素，出现经期紊乱、月经间期出血等一系列月经异常情况。

更年期女性不要大意。子宫内膜长期缺乏孕激素的保护，容易发生子宫内膜增生，甚至出现子宫内膜癌变等严重情况，需要认真对待。

**问题 4：我到医院看病，医生说我有绝经相关症状，要补激素，需要吗？**

答：绝经相关症状严重的患者，经过医生评估，排除激素补充治疗的禁忌证以后，可以进行激素补充治疗，以改善症状，预防或治疗骨质疏松，降低血脂异常、糖尿病等代谢性疾病的发生风险。

**问题 5：我已经开始激素补充治疗了，还需要定期到医院复查吗？**

答：非常有必要。激素补充治疗的本质是为更年期女性补充缺乏的雌激素。补充雌激素可以保护更年期女性的骨骼、心脏、血管，但也增加了激素依赖性肿瘤的发生风险。所以进行激素补充治疗的女性要定期到医院复查，在医生的指导下规律用药。

# 围绝经期：坚持保健，慧吃慧动，促长寿

围绝经期：俗称更年期，是指女性绝经前后的一段时期，包括从接近绝经出现与绝经有关的内分泌、生物学和临床特征起至最后一次月经的后一年。围绝经期包括了绝经过渡期和绝经后一年。

更年期的症状表现、持续时长与很多因素相关，如人种、遗传背景、受教育程度、职业、经济条件、生活方式等。如果母亲的更年期症状比较明显、持续时间比较长，女儿也会有相似倾向；受教育程度高的女性，更年期症状普遍比受教育程度低的女性明显，这可能与工作压力、思维特点、体力劳动多少有关；会计、教师群体的更年期往往症状更明显、时间更长。

## 更年期不是病，更年期要防病

就像要长大就必须要经历青春期一样，更年期只是人生必经的一个阶段。更年期本身无所谓好与坏，但更年期作为一个变更的时期，机体的各方面都会发生明显变化，是非常容易出"障碍"的一个阶段，可谓"多事之秋"。

在围绝经期阶段，女性的卵巢功能急剧衰退，雌激素水平总体上从育龄期的高水平波动性下降至绝经后的低水平。在这个过程中，女性的骨量迅速丢失，如果不给予治疗，很多女性在几年以后就会发生骨质疏松。骨质疏松的发生率非常高，50岁以上的女性中约1/3患有骨质疏松，而且随着年龄增长，发生率明显增加，80岁以上的女性中约80%患有骨质疏松。骨质疏松在早期并无明显症状，常被称为"无声的杀手"，其严重后果是骨折。

女性在绝经前心脑血管疾病的发生率明显低于男性，绝经后发生率明显上升，绝经是心脑血管疾病的独立危险因素。研究发现，年轻女性之所以不容易得心脑血管疾病，就是因为有雌激素的保护。

如果抓住围绝经期这个关键阶段，女性就可以不得或者晚得这些疾病，不仅可以延长生命，还可以极大程度地提升老龄阶段的生命质量。这正是"更年期要防病"的意义所在。

## 存在这 3 种情况之一，应该尽早去看医生

### 月经问题

有些女性认为，更年期月经总是要紊乱的，所以不用管。这话既对也不对：更年期月经一定会有变化，这是对的；放任不管，这是不对的。10%~20% 的女性会在更年期发生大出血，严重者需要刮宫止血。

月经紊乱的另一个后果是子宫内膜不典型增生甚至发生癌变。所以月经发生改变，尤其是经期延长、月经量增多时必须看医生。

### 更年期症状明显

这里的症状既包括潮热出汗、疲乏、失眠、骨关节肌肉痛、抑郁、焦虑等全身症状，也包括泌尿生殖道的局部症状。只要任何一项更年期症状明显到影响生活的程度，就应该去看医生。

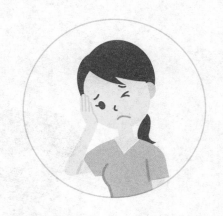

### 骨质疏松问题

对于有骨质疏松危险因素的女性，建议在更年期到来后主动到医院就诊，测一次骨密度，请医生评估未来发生骨质疏松的风险。

## 健康的生活方式，助力稳度更年期

所有人都应该养成健康的生活方式，更年期女性更应如此。总体来说，就是平衡膳食、合理运动、不吸烟、少饮酒。

在更年期，代谢率开始下降，如果摄入的热量仍然跟原来一样，体重就会增加；身体的另一个重要改变是腹部脂肪增加。腹部脂肪增加不仅使体态不再窈窕、好看，还会使患心血管疾病的风险明显增加。如果想让体重保持稳定，就需要适度控制热量摄入，但不是一味节食，需要强调平衡膳食。

运动好处多多，除了能帮助女性保持体重、对骨骼和肌肉有利，还有助于缓解更年期症状。运动多的人潮热出汗症状相对较轻，更容易摆脱抑郁、焦虑等不良情绪，睡眠也会相对较好。建议更年期女性每周至少进行3次、每次至少30分钟、强度达到中等的锻炼，每周应有2次抗阻运动。

吸烟会让女性的卵巢功能提前衰退，并且吸烟女性潮热出汗症状会较重。

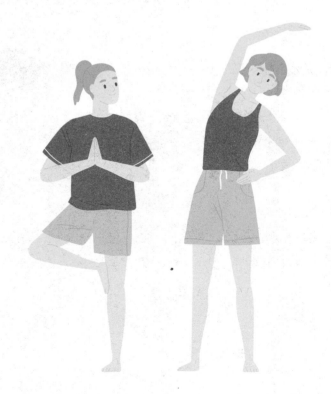

## 保持积极乐观的生活态度，更年期会过得更平顺

大量的临床经验告诉我们，积极乐观的女性更年期会过得更平顺。

更年期女性可以适当突出"自我"，重心不要都放在伴侣和孩子的身上。外面的世界很大很精彩，当你的世界变大后，自己的格局也会变大，变得大度的你也会更受周围人的欢迎。

鼓励更年期女性多交一些有正能量的朋友。那些已经顺利度过更年期的女性会有很好的示范作用。适当的群体活动有助于保持心理健康，也有利于调节情绪。

推荐
"无龄感"
生活

不轻言
"老"

"无龄感"，是指人在年龄增长甚至老去时，仍然保持一种不为年龄所累，如年轻时一般的生活态度。

请忘掉岁月的流逝，抛开年龄的约束，跟随自己的心意，像孩童一样憧憬未来，对一切保持足够的好奇心，努力让自己变得更好。

# 绝经后期：进行"4补3控"，早知悉早受益

**补充1 钙**

女性进入更年期后，体内雌激素水平逐渐降低，钙流失加速，容易出现骨质疏松。因此，更年期女性应注重钙的补充。奶及奶制品是补钙的良好选择。

**补充2 蛋白质**

随着年龄的增长，人体内的蛋白质也会逐渐流失，身体的抵抗力和免疫力会严重下降。所以更年期女性应注意蛋白质的补充，多摄入鱼、瘦肉、牛奶、蛋类、大豆及其制品，为身体补充优质蛋白质，增强抵抗力和免疫力。

**补充3 水分**

女性进入更年期后，一定要注重补水，每天至少要保证摄入1500毫升水，以促进体内血液循环，提高新陈代谢率，排出体内毒素和垃圾，延缓衰老。

**补充 4 雌激素**

女性进入更年期后，卵巢功能逐渐衰退，体内雌激素分泌明显减少，容易出现内分泌失调，加速衰老。因此，更年期女性可以适当多吃大豆、蜂王浆等含植物雌激素的食物。

**控制 1 情绪**

女性进入更年期后，情绪会发生明显变化，如果不控制自己的情绪，很可能会对身体健康造成不良影响。所以更年期女性平时要学会控制自己的情绪，保持乐观开朗的心态。

**控制 2 体重**

女性进入更年期后，身体新陈代谢率明显降低，很容易出现肥胖问题，肥胖会大大增加各种慢性疾病的发生率。所以更年期女性一定要控制好自己的体重。

**控制 3 盐分摄入**

女性进入更年期后，患心脑血管疾病的概率会大大增加，而高盐饮食会引起血压升高，因此平时饮食中要适当控制盐分的摄入，每天的食盐摄入量不要超过 5 克。

# 更年期去医院需要检查什么

## 更年期诊疗流程

对于更年期女性而言，激素补充治疗被认为是更年期症状的最有效治疗方案。

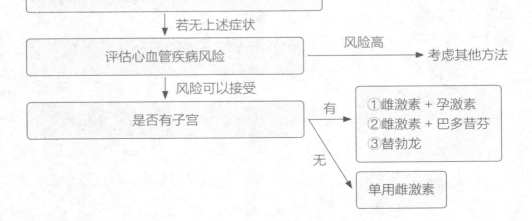

评估患者指标

有更年期症状的女性愿意接受激素补充治疗且年龄＜60岁或绝经期＜10年

年龄＞60岁或绝经期＞10年 → 考虑其他方法

↓符合

考虑是否应当采用激素补充治疗的条件

若出现下列情况避免采用激素补充治疗：
①有无法解释的阴道流血
②患有脑卒中、短暂性脑缺血发作等脑部疾病
③患有乳腺癌或子宫内膜癌
④患有活动性肝病

若有下列情况应高度重视：
①患有糖尿病 ②患有高甘油三酯血症
③患有活动性胆囊疾病 ④有偏头痛先兆
⑤可能增加乳腺癌或心血管疾病的发生风险

若出现上述症状 → 考虑其他方法

↓若无上述症状

评估心血管疾病风险

风险高 → 考虑其他方法

↓风险可以接受

是否有子宫

有 →
①雌激素＋孕激素
②雌激素＋巴多昔芬
③替勃龙

无 →
单用雌激素

# 更年期检查攻略

| | |
|---|---|
| **血压、血糖、血脂检查** | 女性进入更年期后，随着雌激素水平的下降，血管的保护屏障消失，血脂就会增高，动脉粥样硬化的进程也开始加速。进入更年期应该格外关注血脂健康，积极地通过调节饮食、锻炼身体来控制血脂。血压、血糖的检查也很重要 |
| **骨密度检查** | 女性在绝经后激素分泌会减少，体内的钙会急剧流失，骨质疏松在老年女性中很常见，因此做骨密度检查非常有必要 |
| **心脑血管检查** | 主要是对心脑血管疾病进行筛查，如筛查冠心病、心律失常等，主要采用心肌酶检测、十二导联心电图、心脏彩超等项目来进行检查 |
| **腹部彩超** | 主要是对心、肝、脾、肺、肾等重要内脏器官进行检查，可以对早期癌症或结石起到筛查作用 |
| **妇科检查** | 更年期女性应重视妇科检查，妇科检查能够对盆腔、宫颈、卵巢、阴道等私密位置的病变进行监测。建议每年进行一次盆腔和宫颈检查，可及早发现生殖系统肿瘤，如卵巢癌和宫颈癌 |
| **乳腺检查** | 更年期女性应定期做乳腺检查。更年期雌激素水平降低，有可能诱发或加重各种妇科疾病，乳腺癌的发病率也会上升。患乳腺癌的女性出现更年期综合征的概率会更高 |

### 更年期女性总会"脾气暴躁"吗？

更年期女性最常见的症状是"脾气暴躁"，小部分会出现焦虑、抑郁的情况。如果出现了此类症状，应注意控制饮食，减少高脂肪食物和糖类的摄入，饮食宜清淡，多吃富含膳食纤维的蔬果。除此之外，还应加强锻炼，保持良好的作息习惯，拓展自己的兴趣爱好，学会自我调整，并保持良好心态。

### 更年期的妈妈要如何跟青春期的孩子相处？

更年期遇上青春期，这是许多女性都要经历的事。这需要家庭中的父亲、母亲和孩子，每个角色都完成好自己的任务，只有这样才能维系稳固的家庭关系。在这一过程中，父亲需要承担更多的责任，例如带家人散散心，多陪伴家人。而作为母亲，首先需要尽量避免与孩子正面冲突，不要对孩子过多苛责；其次要尽量控制好自己的情绪。

### 更年期女性皮肤会变差吗？

由于体内雌激素水平下降，更年期女性会出现皮肤松弛的现象，还会出现骨质疏松、白发增多、睡眠障碍、尿频等问题。但不建议女性通过服药来解决此类问题。如果出现更年期不适症状，应及时到正规医院就诊，在医生指导下进行激素补充治疗并保持健康的生活方式。

# 第二章

# 绝经过渡期，不适症状来袭

## 各个击破，远离不适、拒绝早衰

# 更年期常见不适症状消除术

## 容易疲劳

更年期疲劳约有 1/3 的女性症状较轻，不需要特殊治疗，约 2/3 的女性症状比较严重，需要及时干预和治疗。

### 注意这些早期症状

- ☑ 平时容易累，不爱动弹，稍微走走就出虚汗

- ☑ 不爱说话、情绪低落，或说话没有力气、声音小

- ☑ 不愿意动，卧床时间明显增多

- ☑ 容易心慌，时常头晕

### 主要原因在于消耗过多

更年期女性常会出现潮热、出汗的症状，多数可持续至绝经后 2～3 年。

另外，多数更年期女性伴有月经紊乱，有的经期延长，有的经期缩短，有的甚至半月来一次月经；有的经量极大，流血不止，有的经量极小，淋漓不断。这些都使气血大量消耗，时间久了身体就会感到十分疲劳，而且不能自我恢复。

### 如何应对更年期疲劳

1. 注意休息，保证睡眠质量，要保证拥有足够的深度睡眠。

2. 进行自己喜欢的娱乐活动，如下棋、看电影、听音乐等，都可以及时缓解疲劳感。

3. 静坐，闭目养神，口中默念"放松"二字，从头到脚，依次暗示每块肌肉放松，即可感到周身舒适，疲劳顿消。

4. 洗温水浴，能舒缓周身肌肉、关节，有助于消除疲劳。

**补铁和维生素，有助于缓解疲劳**

**缺铁性疲劳：**不少更年期女性的疲劳与缺铁性贫血有关，贫血造成体内供氧不足，从而使人感到疲劳。更年期女性应多摄入含铁量高的食物，如猪肝、猪血、瘦肉、大豆、黑豆、菠菜、木耳等来补气养血。

**缺维生素性疲劳：**缺乏维生素 $B_1$ 时，人体会感到乏力。更年期女性可以多摄入富含维生素 $B_1$ 的食物，如肉类、谷类、豆类等。

维生素 $B_2$ 缺乏或者不足，肌肉运动无力，耐力下降，也容易使人体感到疲劳。更年期女性可以多摄入富含维生素 $B_2$ 的食物，如动物性食物、豆类、绿叶蔬菜等。

## 缓解疲劳的穴位

**公孙穴**

该穴是气血双补的第一要穴。

公孙穴位于足内侧，第一跖骨基底的前下缘，赤白肉际处。

每天睡觉前，按揉 3~5 分钟。

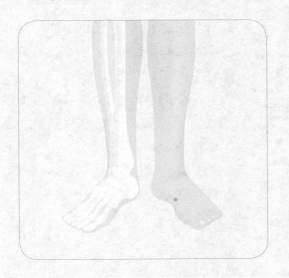

## 中医食养建议

**杞枣汤**

枸杞子、桑葚、红枣各等份，水煎服，早晚各 1 次。

适用于更年期有头晕目眩、饮食不香、困倦乏力及面色苍白者。

# 手脚冰冷

雌激素水平下降，会导致血管收缩不稳定，影响血液循环，因此更年期女性容易手脚冰冷。

## 注意这些早期症状

☑ 睡觉脚冷，一夜不暖

☑ 走路小腿酸困

☑ 手指皮肤苍白或青紫

## 主要原因在于雌激素水平下降，血液循环变差

不少更年期女性即使在面部和胸口都潮红发热的情况下，手脚也是冷的。

女性的血液循环本来就差一些，到了更年期，激素水平发生改变，导致植物神经功能失调，再加上女性体内脂肪含量高，脂肪的传热速度较慢，体温降低后就难以恢复到原来的温度。

## 如何缓解更年期手脚冰冷

1. 适时添加保暖衣物，穿戴手套、围巾、口罩、袜子等。下半身多加条裤子或裤袜，上半身少穿一点，这样效果更佳。

2. 不要穿太紧的衣服，穿过紧的衣服会阻碍血液循环，加重不适。

3. 建议泡温水澡后，做做伸展操，也可用冷水和热水交替冲淋手脚，血管一冷一热地缩放，可以促进末梢血液循环。

4. 原地踏步5分钟，再用热水浸泡双脚约15分钟，泡脚后要立刻用毛巾擦干，穿上袜子。

5. 快走也可以改善手脚冰冷的症状。手、脚要大幅度地摆动，每天快走约35分钟即可。

6. 做瑜伽也可以促进血液循环，改善手脚冰冷的症状。

### 活动肌肉促进血液循环，改善手脚冰冷症状

肌肉僵硬会影响正常的血液循环，最好做做伸展操以活动肌肉，促进血液循环。尤其是要多活动腿部肌肉，这有助于全身的血液循环。踮踮脚、扭扭脚踝、伸展伸展脚趾，多做点简单的运动吧！

### 改善身体发冷的四个重点

1. 避免摄入比体温低的食物、饮料。

2. 即便在减肥中，也要均衡摄入可促进血液循环的维生素 E，可温暖身体的葱、姜等食物。

3. 在冷气较强的地方，最好通过穿针织毛衣、给大腿盖毛毯、穿马甲等方式来保暖。

4. 洗澡最好不要光靠淋浴，可以泡泡澡来温热身体。

### 改善身体发冷的穴位

**关元穴**

按摩该穴可改善身体发冷、调整全身状态。

关元穴位于腹部正中线上，脐下 3 寸处。

用手掌按揉 5~10 分钟。

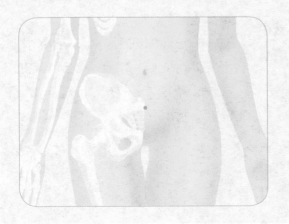

### 中医食养建议

**甘姜苓术汤**

甘草、白术各 30 克，干姜、茯苓各 60 克，水煎服，早晚各 1 次。

适用于身重、手脚冰冷的更年期女性。

# 瘦不下来

数据显示，相较于绝经前女性，绝经后女性的内脏脂肪（腹部深层脂肪）增加了近 50%。

## 注意这些早期症状

☑ 腰围突破 80 厘米

☑ 总喜欢吃含糖量高的食物

☑ 不爱运动，身体变懒

☑ 不运动也容易出汗

☑ 排便不畅，便秘严重

☑ 舌头胖大，边缘的齿痕特别明显

## 主要原因在于雌激素分泌减少

研究表明，雌激素可降低进食信号神经肽 Y 的量。雌激素分泌减少，进食信号增加，人就会不停地想吃东西，进而造成热量堆积。而雌激素水平较低时，神经肽会抑制促性腺激素释放激素的分泌，影响脂肪代谢，促使腹部脂肪囤积。

## 如何防止更年期发胖

1. 坚持日常锻炼，尝试不同类型和不同强度的运动，包括每周 2 次的肌肉训练。

2. 积极抑制对糖类的渴望。当想吃糖类食物时，可选择水果、酸奶、坚果等。

3. 尽量避免情绪性进食，即为了娱悦心情或缓解压力而吃东西。与其窝在沙发里吃东西，不如出门走一走。

4. 吃饭时细嚼慢咽，远离杂念，不要狼吞虎咽，学会控制进食速度。

5. 睡前 1 小时关闭电子设备，以提高睡眠质量。

## 更年期减重方法

可以通过改变饮食习惯和增加运动量来减重，这个过程或许艰辛而漫长，但只要坚持下去，就一定能看到改变。

### 饮食上要清淡，少油少盐少糖

培养清淡的饮食习惯，每日食盐摄入量不超过 5 克，每日烹调油摄入量控制在 25 ~ 30 克，每日添加糖摄入量不超过 50 克。

不要过多摄入刺激性食物，如酒、咖啡、浓茶、胡椒等。

### 循序渐进，增加运动量

建议循序渐进，增加运动量，以达到减重效果。有氧运动、抗阻运动、柔韧性运动可以交替进行。每天最好运动 30 ~ 60 分钟，运动可以是不连续的，但每次运动时间最好不少于 10 分钟。

## 改善腹部肥胖的穴位

**天枢穴**

按揉该穴能促进肠胃蠕动，达到健体排浊的功效。

天枢穴位于肚脐旁开 2 寸的位置。

用中指先按逆时针方向按揉 360 次，再按顺时针方向按揉 180 次。

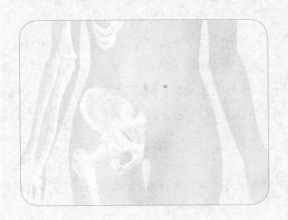

## 中医食养建议

**山楂荷叶茶**

山楂 25 克，荷叶 20 克。加适量水煎制，取汁代茶饮用。

有降压调脂功效。

适用于更年期肥胖的人群。

# 皮肤干燥、瘙痒

体内雌激素水平的变化是更年期女性皮肤干燥、瘙痒的常见原因。除了皮肤干燥，还可能出现痤疮、皱纹、皮肤松弛等问题。

## 注意这些早期症状

☑ 感觉皮肤上有蚂蚁在爬

☑ 皮肤出现干燥、粗糙、脱屑情况，甚至有浅细的裂纹

☑ 皮肤变薄、松弛、弹性下降

☑ 有明显的皮疹，出现红肿、溃疡、渗液等皮损

### 主要原因在于雌激素水平下降

女性进入更年期之后，体内雌激素水平下降，不能产生足够的"天然嫩肤剂"，自然就出现了皮肤干燥、瘙痒的问题。另外，在更年期还会出现各种激素比例失调，皮肤的保湿能力也大不如前了。

一般容易出现干燥的部位是脸部的 T 区（额头和鼻子），还有背部、胸部、肘部、外生殖器等。皮肤的问题可能会从刚进入更年期就开始出现，如果不管它，可能会一直受它困扰。庆幸的是，可以通过医学的干预和自身的努力来缓解这些不适。

### 如何应对更年期皮肤干燥、瘙痒

1. 发生皮肤瘙痒时不用 45℃以上的热水烫洗，禁止搔抓。

2. 内衣裤以全棉制品为佳。

3. 饮食清淡，忌烟酒，忌辛辣食物。

4. 可服用维生素 A、维生素 E，也可在医生指导下涂抹维生素 A 乳膏或维生素 E 乳膏。

5. 晚间奇痒影响睡眠时可口服马来酸氯苯那敏、酮替芬、苯海拉明等。

6. 既要保持皮肤清洁，洗澡又不能太勤，洗澡水温不宜过高，洗澡慎用肥皂。

## 更年期皮肤瘙痒的中西医治疗

### 西药治疗

应用碳酸氢钠120克于温水中洗浴，能缓解全身瘙痒。严重者可用性激素治疗，如服己烯雌酚0.5毫克，一日2次，或肌肉注射黄体酮10毫克，每日1次；系统应用皮质类固醇药物，对严重者有短期控制的效果；内服抗组胺药物也有一定疗效，可选用马来酸氯苯那敏、苯海拉明等。

### 中药治疗

中药治疗以养血祛风为主，药用生首乌、当归、川芎、生地、赤芍、鸡血藤、胡麻仁、蝉蜕、僵蚕、桑枝等。较顽固者，加乌梢蛇、全蝎、蜈蚣。冬季酌加麻黄；夏季酌加生石膏、知母等。

## 缓解皮肤瘙痒的穴位

### 肺腧穴

按摩该穴能改善肺脏功能，有解表宣肺、肃降肺气的作用，可以改善皮肤干燥、湿疹等皮肤病。

肺腧穴位于人体的背部，第三胸椎棘突下，后正中线旁开1.5寸处。

用指腹揉压肺腧穴，每次2分钟。

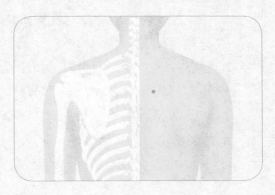

## 中医食养建议

### 西洋参乌鸡汤

将乌鸡处理干净，放入锅中煮开，撇去浮沫后将鸡肉斩成大块，放进砂锅，再放入西洋参、姜片、红枣、枸杞子、麦冬，倒入适量水，煲1.5小时后调味食用。

适用于秋季皮肤干燥、兼有虚热的更年期女性。

# 皮肤松弛

进入更年期，面部的皱纹和眼袋似乎更明显了。选择正确的保养方法，可以延缓皮肤松弛。

## 注意这些早期症状

☑ 皮肤毛孔粗大

☑ 脸颊、眼尾、嘴角增添了很多皱纹

☑ 肤色暗沉无光

☑ 皮肤没有弹性，松松垮垮

## 主要原因在于自然老化和紫外线损伤

随着年龄的增长，胶原蛋白逐渐流失，新陈代谢速度减慢，皮肤慢慢失去弹性，老化松弛。

紫外线不仅会直接损伤皮肤细胞 DNA（脱氧核糖核酸），造成皱纹、黑色素沉着等问题，还会导致活性氧过量产生，给皮肤细胞造成一系列的氧化应激损伤，进而引发慢性炎症，加剧皮肤衰老。

## 如何预防更年期皮肤松弛

1. 多吃一些新鲜蔬果和富含蛋白质的食物，补充天然营养，抵抗肌肤老化松弛。

2. 保持良好的作息习惯，早睡早起，避免熬夜。

3. 坚持锻炼。有氧运动能促进新陈代谢，有助于排出体内毒素。

4. 使用抗皱保湿的护肤品，从外部调理肌肤。

5. 不管什么季节，出门前都要涂防晒霜，且要正确涂抹和补涂。

6. 在烈日下，尽量打遮阳伞或戴遮阳帽。

7. 皮肤晒伤后要及时补充水分、进行晒后修复。可以多喝水，多吃一些富含维生素 C 的水果，如柠檬、柑橘等。也可以使用一些含有补水成分的面膜或精华液进行补水和晒后修复。

### 改善皮肤松弛的方法

#### 冷热水交替洗脸

冷热水交替洗脸是清洁毛孔、改善皮肤松弛的一种方式。首先用热水对面部进行清洗，让毛孔处在打开的状态；接下来使用清洁产品对面部皮肤和毛孔进行清洁；最后用冷水清洗面部，利用热胀冷缩的原理来改善皮肤松弛情况。

#### 平躺睡觉

平躺睡觉不会挤压面部，对面部皮肤比较好。如果不习惯平躺睡觉，记得第二天起床后按摩一下面部肌肤，让皮肤回弹。

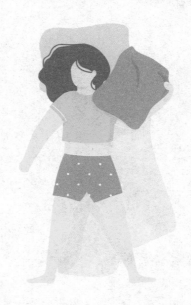

## 中医食养建议

养颜粥

将糯米和大米煮到半熟，放山药段、百合、莲子煮熟后，倒入榨好的豆浆，撒入枸杞子和冰糖再焖 10 分钟。
可补中益气、滋阴润燥、养心安神。

# 头发干枯、脱发

有不少更年期女性会出现脱发的情况，不过也不必太过慌张，脱发并不是完全没有办法改善。

## 注意这些早期症状

☑ 头发分叉断裂

☑ 梳子上、枕头上、地板上和水槽里出现越来越多的头发

☑ 头发看起来很细软，不太容易定型

☑ 头发明显稀疏了

## 主要原因在于雌激素水平下降

女性进入更年期后，卵巢功能会发生明显衰退，体内的激素平衡遭到破坏，导致内分泌紊乱，雌激素水平下降，雄激素水平相对升高。这种高雄激素的状态，很容易导致毛囊萎缩、头发异常脱落。许多更年期女性会出现头发日渐稀疏、变细的状况，头顶部的头发表现得更为明显。

## 如何应对更年期脱发

1. 保持心情愉悦，睡眠充足，每天适度锻炼。

2. 注意饮食均衡，多吃一些富含铁、铜、蛋白质和维生素 E 的食物。

3. 必要时可以在医生指导下适量服用小剂量雌激素。

4. 对于不愿意或者不适合服用雌激素的女性，可以在医生指导下选择中药进行调理，适当服用一些补肾、养血、生发的中药，可以减少脱发。

5. 早晚各按摩头皮一次。按摩时十指张开，用指腹在头皮上轻轻按摩，一般 5 ~ 10 分钟即可。

6. 应注意头皮防晒。做好头皮防晒可以减少紫外线对头皮的损伤，加速头皮的新陈代谢，使头皮免疫功能增强，从而减少脱发现象。

## 避免头皮受损的 6 个洗发护发习惯

| | |
|---|---|
| **洗发前先用护发素** | 洗发前先在发梢抹一点护发素，洗的过程中头发会更丝滑，不易打结，可以减少洗发带来的刺激，头发掉落现象就会减少 |
| **洗发前先梳头** | 洗发前梳一下头发可以使附着在头皮上的污垢和灰尘浮于表面，洗发的时候更容易清洗去除 |
| **将洗发水挤在手心** | 将洗发水挤在手心，揉出泡沫后再涂抹到头皮上 |
| **不用过热的水洗发** | 一开始湿润头发的时候水温可以略高一点，冲洗的时候水温要略低一点 |
| **等头发干透再梳头** | 在头发没干透的情况下梳头，会伤到头发尚未闭合的角质层 |
| **头发干了再睡觉** | 湿着头发睡觉，一摩擦头发就容易掉，头发也会变得干燥，长期湿着头发睡觉容易患慢性头痛 |

## 缓解脱发的穴位

 百会穴

按摩该穴能改善头部血液循环，减少脱发。

百会穴位于头部前发际正中直上5 寸处。

用拇指指腹按摩百会穴，力度适中，每次 100 下，每天 2~3 次。

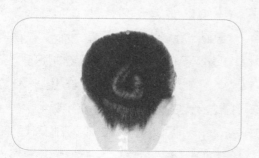

## 中医食养建议

黑芝麻大米粥

黑芝麻 250 克捣碎，加大米熬粥食用。

具有补肝肾、益气固发的功效。

*注：头皮真菌感染也可能会导致脱发。头皮存在真菌感染时，应尽早进行治疗。*

# 肩颈酸痛

很多女性在进入更年期之后会出现肩颈酸痛的情况，这可能是多种因素导致的。

## 注意这些早期症状

☑ 肩膀沉重

☑ 肩膀僵硬、难以活动

☑ 肩膀抬不起来

☑ 眼睛和头部也感到疼痛

## 主要原因在于雌激素水平下降，钙流失过快

雌激素可以促进肠道黏膜、骨骼对钙的吸收，如果女性体内雌激素分泌减少，便有可能导致女性出现缺钙的情况，因此容易出现局部关节的疼痛。再加上长期做家务容易造成颈部、肩关节骨骼、软组织的慢性劳损，容易患颈椎病、肩周炎等。在缺钙的情况下，这种不适会被进一步放大，所以更年期女性容易有肩颈酸痛的症状。

建议出现肩颈酸痛的女性及时去医院进行相关检查，明确酸痛的原因，不要抱有侥幸心理，避免延误病情。

## 如何应对更年期肩颈酸痛

1. 肩颈出现明显的酸痛感后，应当先减少活动量，避免加重身体的不适。

2. 需要做好保暖措施，肩颈不能受凉，否则疼痛会加重。

3. 及时补钙，适当摄入大豆、鱼肉、牛奶等高钙食物。同时多食用新鲜蔬果，新鲜蔬果含有的维生素C有助于促进钙吸收。单纯依靠饮食能够起到的补钙效果有限，如果缺钙情况较为严重，可以在医生的指导下服用相关的营养制剂。

4. 维生素D的补充也十分重要，能够促进钙的合成和吸收。

5. 可以定期进行局部的理疗，比如按摩、推拿、热敷等，能够改

善局部的血液循环，起到放松肌肉、减轻压力的作用，有助于缓解肩颈部的酸痛。

6.肩颈酸痛的人群不适宜睡太软或太硬的床，也不能枕过高的枕头，应当选择软硬适中的床垫，枕头高度在一拳左右即可。

7.如果以上措施都不能很好地缓解症状，也可以进行药物治疗，比如口服或外用一些活血化瘀、疏通经络的中成药。

8.如果是心肌梗死、胆囊炎等疾病引起的疼痛，应当及时配合医生进行规范化治疗。

**缓解肩颈酸痛的办法**

**肩胛骨伸展操：**双手在背后交握，往后拉伸使肩胛骨内收，再慢慢往上抬高。

**转动前臂：**一只手握住另一只手的前臂来回转动，使肩部放松，缓解肩颈酸痛。

**手指按压锁骨：**用手指按压锁骨的凹陷，刺激肩膀前侧，促进血液循环。

## 缓解肩颈疲劳的穴位

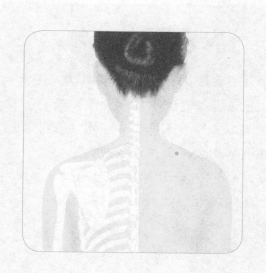

按摩该穴可缓解肩颈僵硬、疼痛。

肩井穴位于肩外侧缘和大椎穴（位于第七颈椎棘突下凹陷中）之中间点。

每天轻轻拍打或按揉肩井穴，每次3~5分钟。

# 便秘、胀气

随着年龄的增长，女性因内分泌失调、运动不足等，导致肠道功能下降，会出现便秘、胀气等问题。

## 注意这些早期症状

- ☑ 排便困难、腹痛、腹胀
- ☑ 少数出现腹泻
- ☑ 上腹胀痛，特别容易打饱嗝
- ☑ 胃食管反流，烧心、反酸
- ☑ 便意强、肛门不适、大小便失控、出现痔疮、直肠和子宫脱垂等

## 主要原因在于肠蠕动减缓

随着年龄的增长，女性卵巢功能下降，很容易出现内分泌失调，加上活动量减少，胃肠道蠕动会变慢，粪便在肠道内停留时间过长，粪便内的水分就会减少，从而导致便秘。

也可能与平时的不良饮食习惯如摄入过多辛辣刺激食物或干硬油炸食物有关。

## 如何应对更年期消化不良

**仔细咀嚼：**进食的时候，最好能下意识地多咀嚼一会儿。反复咀嚼可以促进大量唾液分泌，使大脑产生"消化"的信号，从而促进胃部蠕动，继而引起肠道蠕动。

**喝足水：**消化系统正常运转需要充足的水分。如果没有必要的水合作用，消化系统很难正常运转。白开水和不加糖的淡茶水是不错的选择。

**合理摄入膳食纤维：**膳食纤维能够吸收水分，软化粪便，刺激肠道蠕动，帮助粪便排出体外，可以辅助改善便秘症状。日常应多摄入富含膳食纤维的食物。膳食纤维主要存在于谷物、薯类、豆类、蔬果等植物性食物中。但胀气者不宜过多摄入产气食物，如菜花、洋葱、红薯、豆制品等。

**适当运动：**适当运动可以促进肠道蠕动，促进消化。

**规律性排便：**养成定时排便的习惯，以防止便秘和腹胀。

如果症状没有好转，建议去医院检查治疗。

## 6 种食物，让肠道恢复自洁能力

| | |
|---|---|
| 蜂蜜 | 蜂蜜含有果糖、维生素，对促进排便有一定作用 |
| 海带 | 海带富含膳食纤维、铁等，炖汤、清蒸、凉拌都不错，有助于促进肠道蠕动 |
| 猪血 | 猪血经过消化酶分解，会产生有解毒作用的物质，可以缩短重金属微粒在体内逗留的时间 |
| 糙米 | 糙米含有丰富的 B 族维生素和维生素 E，能促进血液循环，源源不断地为肠道输送能量，预防便秘和肠癌 |
| 酸奶 | 酸奶富含钙、益生菌。两餐之间喝杯酸奶，既补钙，又有助于调理肠道内环境，促进消化吸收 |
| 花生 | 花生入脾经，有养胃醒脾、滑肠润燥的作用。每日吃 5~10 粒花生，能强健肠道。但花生脂肪含量高，要控制食用量。建议选择水煮花生，营养素不易被破坏，也容易吸收 |

# 潮热、潮红

潮热、潮红是更年期女性最常见、最典型的症状，多在烦恼、生气、紧张、兴奋时发生，一般发作比较突然。每次发作一般持续几秒钟到几分钟不等，有的几天发作一次，有的一天发作几次。

## 注意这些早期症状

- ☑ 阵阵发热，起自胸部，涌向头、颈部，可波及全身
- ☑ 突发性出汗
- ☑ 伴有头晕、心悸、乏力
- ☑ 心情烦躁

## 主要原因在于雌激素分泌减少

女性进入更年期后，雌激素分泌减少，血管舒缩功能不稳定，血管突然扩张，会使皮肤血流加速而发生潮热、潮红症状。头、颈、胸、背等部位的植物神经更敏感，因此这些部位潮热、潮红的表现最为显著。

## 如何应对更年期潮热、潮红

1. 对于夜间容易出现潮热、潮红的更年期女性，睡前可以在床头放一杯凉开水，以备症状出现时饮用。

2. 穿衣、盖被不宜太厚。

3. 注意居室安静、清洁、空气流通、温度适宜。

4. 有规律地生活，科学地安排起卧时间。

5. 常进行腹式呼吸。腹式呼吸是指吸气过程中腹部隆起，呼气过程中腹部凹陷的呼吸法。这种呼吸法能稳定情绪，帮助调整呼吸。

6. 多食用含天然雌激素的食物，如大豆、牡蛎等。

## 常进行腹式呼吸可以放松身心

腹式呼吸也被称为"横膈膜呼吸"，这种呼吸方式可以放松身心，也可以帮助强化横膈膜。横膈膜是身体主要的呼吸肌肉，也被称为"膈肌"。

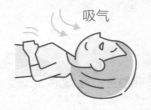 吸气

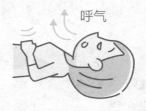 呼气

**练习方法**

仰卧，把手放在腹部。吸气时，胸廓保持稳定，感到腹部缓缓往上升起，想象空气慢慢导入体内。呼气时，腹部慢慢下陷。保持呼气和吸气的时间均等，肩颈始终保持放松。熟练后，逐渐放慢呼吸频率，延长呼气和吸气的时间。

## 缓解心烦多汗的穴位

**三阴交穴**

按摩该穴可养护肝肾，缓解心烦、燥热、多汗等症状。

三阴交穴位于小腿内侧，内踝尖上3寸，胫骨内侧缘后方。

用适当的力度进行按压，按下后立即拿开手指为一次，每组可连续按压30~50次。

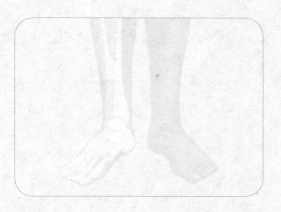

## 中医食养建议

**枸杞肉丝冬笋**

枸杞子、冬笋各30克，猪瘦肉100克，盐、酱油、淀粉各适量。食材处理干净，猪瘦肉切丝，冬笋切丝。锅内放油烧热，放入肉丝和笋丝炒熟，放入其他调味料和枸杞子翻炒即可。

适用于头昏目眩、心烦易怒、经血量多、面色暗沉、燥热多汗的更年期女性。

# 更年期精神神经症退散法

## 烦躁不安

女性进入更年期会出现一系列的更年期症状，烦躁不安就是一个典型症状。

### 注意这些早期症状

☑ 情绪烦躁、容易激动

☑ 失眠、注意力不集中

☑ 多言多语、大声哭闹

### 主要原因在于生理变化

女性进入更年期后，卵巢开始萎缩，绝经后雌激素分泌锐减，大脑神经失衡，不能很好地控制情绪，而且性激素减少后女性的睡眠质量变差，人一旦睡不好觉，就容易激动、焦虑，身体也会出现相应症状，例如乏力、胸闷、心慌、头痛等。

这样就很难应对外界的压力，如亲子关系、繁重工作等，就会引发烦躁不安的情绪。

### 如何应对烦躁不安

1. 到公园或其他安静的地方散散步。

2. 做做美容或按摩，舒缓情绪。

3. 去一个没去过的地方旅行。

4. 去书店看书。

5. 去最喜欢的咖啡厅或茶馆喝咖啡或茶。

6. 参观当地博物馆或美术馆。

7. 给很久没联系的亲友打个电话。

8. 听点儿欢快的音乐（提前收集一些音乐，留到心情不好的时候听）。

## 缓解烦躁不安心情的方法

### 善于向周围人寻求帮助

要善于向亲人寻求支持、向朋友寻求帮助，通过向亲友倾诉缓解烦躁不安的心情。

### 烦躁不安时学会调节放松

很多日常小动作，如耸肩、甩手、抖腿、跺脚、深呼吸（腹式呼吸）等，都可以缓解当下的焦虑。

## 缓解烦躁不安心情的穴位

### 膻中穴

按摩该穴可疏肝理气、宽胸解郁，有助于稳定情绪。

膻中穴位于胸部前正中线上，平第四肋间，两乳头连线的中点。

用大拇指的指腹稍用力揉压穴位50~100次。

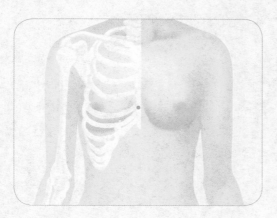

## 中医食养建议

### 灯心草瘦肉汤

灯心草3克，麦冬、玉竹各5克，莲子10粒，蜜枣1个，瘦肉150克。瘦肉洗净切块，焯水后捞起；其余食材洗净后，连同焯水后的瘦肉一起放进碗里，加清水，盖上盖，隔水炖，大火煲滚后转中小火再炖1小时即可。可连续食用3~5天。

适用于心烦气躁、口干易怒、大便干结、小便短黄、失眠多梦的更年期女性。

# 心情变幻无常（神经症）

**神经症主要表现为持久的心理冲突。不少更年期女性能够意识到这种冲突并因此感到痛苦。**

## 注意这些早期症状

☑ 无法抑制地回忆或联想

☑ 情绪变化频繁，喜怒无常

☑ 对某些事物、某些场景或某些人感到恐惧

☑ 总有疲劳感，周身酸胀疼痛

## 主要原因在于植物神经紊乱

神经症是一种以神经系统功能失调为主要表现的疾病，其主要症状包括情绪不稳定、易紧张、易激动、失眠等。这种疾病又被称为植物神经紊乱，是一种由紧张、压力和担忧所引起的疾病。神经症会影响人们的身体、情绪和生活品质，对患者本人和亲友都会产生重大影响。

## 如何应对更年期神经症

1. 要养成规律的生活习惯。养成规律的生活习惯，不仅有助于身体健康，而且有助于培养良好的心境。

2. 要多参加户外体育锻炼，如散步、打太极拳等，不仅可以呼吸新鲜空气，还可以调节植物神经，达到心理愉悦的目的。

3. 要避免利用咖啡因、酒精、药物获得暂时的解脱感。

4. 多食用香蕉、葡萄、菠菜、牛奶、鸡肉等可以促进多巴胺分泌的食物来缓解压力，放松心情。

## 芳香疗法能改善更年期神经症

日常生活中要及时觉察自己的压力极限，适时纾解压力。可以使用芳香疗法来解压。

### 薰衣草精油
· 可以让人心情舒畅，缓解愤怒以及焦躁
· 晚上用在房间内扩香，还能够促进睡眠

### 洋甘菊精油
· 可以放松心情、缓解不安、紧张等，让情绪能够稳定
· 泡澡时使用，可以让温暖的洗沐时光更有疗愈感

### 苦橙叶精油
· 具有镇静和放松作用，可以帮助缓解焦虑、紧张和压力
· 白天用在身边扩香，可以稳定情绪，放松心情

## 缓解神经症的穴位

### 百会穴

按摩该穴可以提神醒脑，对更年期神经症有一定的缓解作用。

百会穴位于头部前发际正中直上5寸处。

用两个中指指尖，按在百会穴两侧，两指相距约2厘米，然后稍用力向穴位方向按摩，待酸胀感自穴位扩散至头顶部，再按压约1分钟。

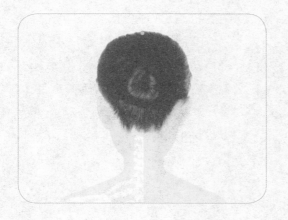

## 中医食养建议

### 猴头菇鸡肉汤

鸡肉300克，猴头菇100克。鸡肉洗净切块，猴头菇洗净切片，共煮汤，调入调料食用。

猴头菇含有多种矿物质，还含有多肽、多糖等，有助于缓解神经症。

# 消沉（自我厌恶、抑郁症）

更年期抑郁症是更年期女性常见的一种心理疾病，它严重影响着更年期女性的正常生活。

## 注意这些早期症状

- ☑ 感到悲伤和空虚
- ☑ 对各种活动提不起兴趣
- ☑ 感觉自己没有价值或有罪恶感
- ☑ 无法集中注意力
- ☑ 有死亡或自杀的念头

## 主要原因在于生理和社会环境的变化

女性进入更年期后，雌激素分泌锐减，孕激素日益匮乏，容易出现月经紊乱、烘热出汗、心烦易怒等更年期症状。同时，随着生理的变化，大脑内单胺类神经递质减少，更年期女性很容易出现抑郁的情绪。

更年期女性常面临日益凸显的生活问题，如退休、失业、婚姻危机、子女学业问题、承担赡养年迈父母的责任、患重大疾病等，这些都可能成为引发抑郁症的危险因素，影响更年期女性的心理健康。

## 如何预防更年期抑郁症

1. 正确认识更年期，明白更年期是每一个女性必经的生理过程，以坦然的心态接纳它。

2. 以积极的方式迎接更年期，做好生活规划，为即将到来的老年生活打下良好基础。

3. 科学地安排生活，规律生活，坚持进行体育锻炼，早睡早起。避免饮食无节制，忌烟酒。

4. 夫妻共同参与活动，平时减少互相指责。

5. 充实生活，注意培养兴趣爱好，进行旅游、烹饪、种花、编织、跳舞等活动，可以转移注意力，让精神有所寄托。

6. 顺其自然，接受更年期的各种症状，与症状共处。

### 锻炼可以预防更年期抑郁症

大量研究表明，锻炼可以预防抑郁症。每周有 3~5 天进行至少 30 分钟的有氧锻炼可以显著减轻抑郁症状。跑步、游泳、步行、做有氧健身操等都是不错的选择。

## 缓解抑郁情绪的穴位

**大都穴**

按摩该穴可以调和肝脾，缓解抑郁情绪。

大都穴位于足内侧，第一跖趾关节前下方赤白肉际的凹陷处。

用大拇指指腹按住大都穴，以穴位为中心，保持一定的力度，使穴位处有酸痛感，进行旋转按揉，每次按揉 5 分钟，每天早晚各按揉一次。

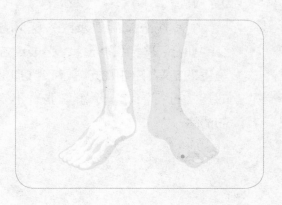

## 中医食养建议

**甘麦红枣汤**

甘草 9 克，小麦（带麸皮）30 克，红枣 9 枚。红枣掰开（不可去皮），和小麦、甘草一起煮成粥。每日晚餐食用。

可以养心、安神、镇静、止虚汗，缓解抑郁情绪。

# 疑病症

疑病症是各个年龄段都不能忽视的心理疾病，在不同的生命周期里，都有患上疑病症的可能性，更年期这个人生必经阶段很容易被疑病症"盯上"。

## 注意这些早期症状

☑ 敏感、多疑

☑ 主观、固执

☑ 以自我为中心

☑ 自怜、孤僻

## 主要原因在于过分关注健康

疑病症是一种对自身健康状况过分关注，担心或深信自己患了一种或多种躯体疾病，经常诉说某些不适，反复就医，经多种检查均不能证实疾病存在的心理病理观念。

据报道，疑病症约占各种疾病的1%，一般都发生在40岁以后，女性患者多于男性患者。

## 如何应对更年期疑病症

1.做好进入更年期心理上和生理上的准备，认识到这些不适症状都是暂时的。

2.提高自我控制能力，在日常生活中保持乐观的心态、稳定的情绪。

3.适当进行户外体育锻炼，有助于调节情绪，强身健体。

4.定期做妇科检查，适当加强医疗保健常识的学习。

5.针对更年期出现的不适症状进行调理。

6.发现患病后要及时去医院接受专业心理医生的治疗，必要时在医生的指导下使用抗焦虑和抗抑郁的药物进行治疗，缓解紧张、不安的情绪。

## 音乐疗法能改善更年期疑病症

音乐疗法是以音乐活动为媒介，通过音乐对人体的作用，来达到恢复或增进个体身心健康的一种治疗方法，可以改善人的不良情绪，放松身心。

可以根据自身情况选择以下的乐曲进行治疗：《命运进行曲》《春风得意》《江南好》《平沙落雁》《二泉映月》《平湖秋月》《春江花月夜》等。

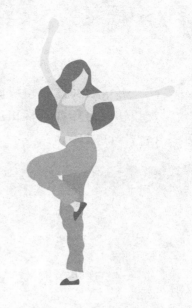

### 缓解疑病症的穴位

**风池穴**

按摩该穴可以祛风邪，醒脑开窍。

风池穴位于颈后区枕骨之下，胸锁乳突肌上端与斜方肌上端之间的凹陷中。

用适当的力度进行按揉，连续按揉30~50次为一组，每次3~5组。

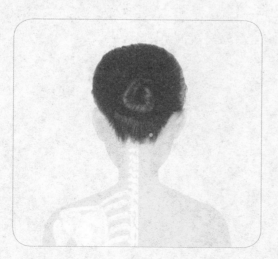

### 中医食养建议

**百合蛋黄饮**

百合60克，加水3碗，煎至2碗，然后取鸡蛋2个，去蛋清，取蛋黄，倒入百合汤中拌匀，大火煮，再加少许冰糖调味，分2次一日服完。

适用于情绪焦虑、多言善惊、烦躁不眠者。

# 紧张、心悸

更年期女性心悸与冠心病的症状相似，要注意疾病的鉴别排查，建议更年期女性出现心悸要及时到正规医院进行检查，不应自行诊断服药。

## 注意这些早期症状

☑ 血压短暂上升

☑ 心前区或不固定位置刺痛

☑ 呼吸不畅，大口喘气

☑ 心慌，恶心，胃部难受

### 主要原因在于雌激素水平下降

女性进入更年期之后，体内雌激素水平下降，植物神经系统从平衡状态进入平衡失调状态，便会导致轻重不等的心悸。

### 如何应对更年期心悸

1.可以进行激素补充治疗以缓解症状，但一定要遵医嘱进行。

2.要保持乐观的心态、良好的情绪，以提高神经系统的兴奋性，充分发挥身体潜能，使人精神饱满，精力充沛。

3.要注重饮食调理，食用红枣、香蕉等食物可以帮助缓解更年期心悸症状。

4.要加强锻炼，跳绳和慢跑都是不错的选择。

## 可通过食疗进行调理

### 宜常吃的食物

桂圆，红枣，酸枣仁，荸荠，柏子仁，百合，莲子，西洋参，山楂，肉桂，牡蛎，小麦，葡萄，金橘，苦瓜，海蜇，木耳，银耳，茯苓等。

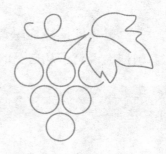

## 缓解心悸的穴位

### 鸠尾穴

按摩该穴有助于消除焦虑、缓解心悸。

鸠尾穴位于脐上 7 寸、剑突下半寸处。

平躺后，用食指和中指指腹用力按压穴位，按压 1~2 秒后松开，再继续按压，刺激 5 分钟。

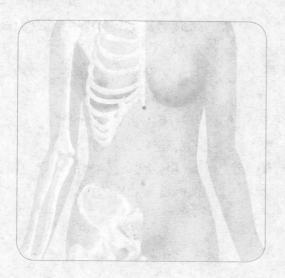

## 中医食养建议

### 枸杞百合糯米粥

糯米 100 克，枸杞子、百合、红枣各适量。将食材加水，熬煮至熟即可。

适用于更年期心悸者。心脾两虚者可在粥中加入莲子肉，心火旺盛者可在粥中加入莲子心。

# 偏执状态（偏执症）

更年期偏执症患者往往长时间固执地坚持自己偏颇性的看法，因他人没有遵从自己的看法而对他人充满敌意。

### 注意这些早期症状

☑ 性格不开朗，接近更年期逐渐变得孤僻

☑ 不近人情，心胸狭隘

☑ 敏感多疑，捕风捉影

☑ 妄加推测，极端猜疑

## 主要原因在于环境因素和心理因素

更年期偏执症以嫉妒、被害、自罪、疑病妄想为主。妄想常有一定诱因，妄想的结构简单，系统性不强，对象常为患者周围的人。病情加重时，妄想可出现完全偏离，泛化而不固定。嫉妒妄想产生的原因可能与长期不和睦的夫妻关系有关。被害妄想所涉及的对象通常是日常接触较多，但关系并不融洽、有一定矛盾的同事、亲友等较亲密的人。

妄想的产生与不良的环境因素和心理因素有着密切的关系，社会环境等因素发生改变后，妄想症状有可能缓解。

## 如何应对更年期偏执症

1. 适当进行体育锻炼，增强体质，合并有其他躯体疾病者应积极治疗躯体疾病。

2. 注意休息，避免过度劳累，培养广泛的兴趣爱好。

3. 改变不良的饮食习惯，注意食物的合理搭配。

4. 可将中医作为辅助治疗手段，达到调理身体的目的。

**更年期偏执症患者适合打八段锦**

八段锦功法中的伸展、俯仰、摇摆等动作和缓美观，适合更年期女性练习。

八段锦的动作要领为：呼吸均匀，意守丹田，刚柔结合。

八段锦歌诀：

两手托天理三焦，左右开弓似射雕。

调理脾胃须单举，五劳七伤往后瞧。

摇头摆尾去心火，两手攀足固肾腰。

攒拳怒目增气力，背后七颠百病消。

## 缓解偏执症的穴位

### 神门穴

按摩该穴可宁心安神、清心调气。

神门穴位于腕部，腕掌侧横纹尺侧端，尺侧腕屈肌腱的桡侧凹陷处。

用拇指按压此穴，每次2分钟左右，每日2次。

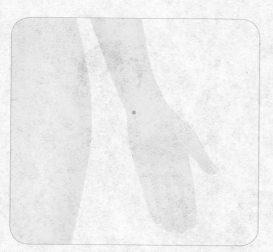

## 中医食养建议

### 莲子桂圆汤

莲子50克，桂圆肉30克。将莲子和桂圆肉放入锅中煎汁，食用时加糖少许。

有养血安神的功效。适用于更年期偏执症人群。

# 焦虑症

焦虑是更年期女性常见的症状之一，主要表现为情绪波动、焦虑不安、失眠、心悸等。

## 注意这些早期症状

- ☑ 持续存在没有明确目的和实际内容的过度担心、紧张、不安

- ☑ 潮热盗汗，心烦燥热等

- ☑ 头痛，失眠，心悸，呼吸困难，胸闷

- ☑ 恶心呕吐，打嗝反酸，尿频尿急等

## 主要原因在于生理和社会环境的变化

女性进入更年期后，雌激素分泌锐减，生理上发生重大变化，容易出现各种更年期症状。

在这个阶段，更年期女性容易因工作、家庭、健康问题而焦虑，对子女学业、工作、婚姻的过分担忧更是引起更年期女性焦虑的重要原因。

## 如何应对更年期焦虑症

1.做好心理准备，认识到更年期是一个正常的生理过程，出现症状是暂时的，可自行缓解，不必忧心忡忡。

2.生活应规律，清淡饮食，多锻炼身体，经常参加文体活动。

3.多与亲友交流，倾吐心中的不快，把负面情绪发泄出来。

4.定期检查，必要时进行药物治疗。

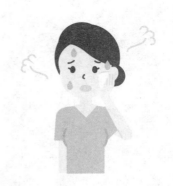

### 泡热水澡能改善更年期焦虑症

研究发现，当机体处于焦虑状态时会导致神经末梢的血液量减少，适当泡热水澡能够促进血液循环，增加神经末梢的血流量，从而起到消除焦虑的目的。

3 个小动作健康加倍

**搓搓脸**

用两手掌在面部上下揉搓，直到脸上发热为止；可促进新陈代谢，保持面部紧实红润。

**吸吸气**

用鼻子吸气，让腹部鼓起，然后用嘴吐气；可促进胃液分泌，提高食欲。

**揉肚子**

用手掌在腹部按顺时针方向按摩；可促进代谢、减脂。

## 缓解焦虑症的穴位

**劳宫穴**

按摩该穴可缓解焦虑、心慌。

劳宫穴位于手掌心，第二、三掌骨之间偏于第三掌骨，握拳屈指时中指尖所指处。

用食指指腹按揉该穴 1 分钟左右，以自觉酸胀为宜。

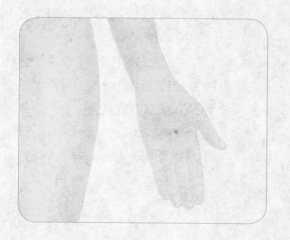

## 中医食养建议

**桂花减压茶**

桂花 10 克，甘草少许。将桂花和甘草放入杯中，冲入开水，静置 5 分钟即可。

桂花会散发浓郁醉人的香味，能舒缓紧张的情绪，使身心放松。适用于更年期焦虑症人群。

# 性冷淡

**更年期女性容易出现性生活不和谐、性冷淡的问题。**

## 注意这些早期症状

- ☑ 对爱人的抚摸没有感觉

- ☑ 阴道干涩、紧缩、疼痛

- ☑ 快感不足、迟钝、缺乏性高潮

### 主要原因在于雌激素分泌减少

导致更年期性冷淡的原因有很多，有生理因素，也有心理因素。

更年期女性性生活质量下降的根本原因是卵巢功能下降，雌激素分泌减少，性欲下降。由于更年期女性雌激素水平降低，外阴和阴道功能减退，容易发生外阴干燥、阴道黏膜变薄、分泌物减少等，可能会导致性生活困难或疼痛，从而影响性欲，使性爱抚的要求减少，性兴奋的强度下降、时间减慢等，最终引发性冷淡。

自卑心理、焦虑和抑郁、性观念陈旧等心理因素也会导致更年期女性出现性冷淡的问题。

### 更年期女性性生活的注意要点

1. 节制性生活，以免因纵欲过度而影响健康。

2. 避免不洁性生活。更年期女性的阴道抗菌能力普遍较差，如果性生活不卫生，很容易引起妇科炎症。

3. 注意性生活质量，比如使用润滑剂，可以增加阴道湿润度，从而让性生活更和谐。

4. 注意私处卫生，尤其是性生活后要及时清理私处，以免因细菌滋生而引发感染或炎症。

5. 调整好心态。更年期女性应多与丈夫沟通交流，调整好心态。

### 在医生指导下补充雌激素

雌激素分泌锐减是引起更年期女性性冷淡的主要原因，若在调整生活习惯、改变心态之后，症状仍然没有得到较好的改善，不妨在医生的指导下补充雌激素，以增加阴道的润滑度，增强性欲。

### 改善性冷淡的穴位

**肾腧穴**

按摩该穴可补肾气，固肾气。

肾腧穴位于第二腰椎棘突下，旁开1.5寸处。

取直立位，两足分开与肩同宽，双手拇指紧按同侧肾腧穴，小幅度快速旋转腰部，并向左右弯腰，同时两手掌从上向下往返摩擦2~3分钟，以肾部自感微热为宜，每天2~3次。

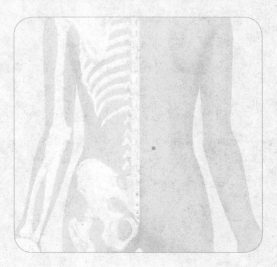

### 中医食养建议

**参杞炖海参**

将海参处理干净，然后与枸杞子、党参一起放进炖盅里，隔水炖2小时，加入油、盐调味食用。

有益气、补肾、养精、补血的功效。

适用于头晕、腰脚无力、性欲低下的更年期女性。

# 失眠多梦

失眠多梦是更年期女性的典型症状之一，主要表现为翻来覆去睡不着，好不容易入睡之后又会被惊醒等，进而导致白天没有精神，身心疲惫。

## 注意这些早期症状

☑ 入睡困难、早醒或醒后再难入睡

☑ 心烦意乱、疲乏无力

☑ 记忆力减退

## 更年期失眠的原因

1. 环境因素：噪声、异味、强光刺激、睡眠环境改变等。

2. 心理因素（精神因素）：紧张、忧虑、悲喜、持续强烈的精神创伤等。

3. 疾病因素：各种疾病引起的疼痛、高热、腹胀、便秘、尿频等。

4. 药物因素：有些失眠由药物引起，称为药源性失眠。只要注意药物剂量或采取一些简单的措施，失眠是可以预防的。

5. 人为因素：睡前暴饮暴食、喝浓茶、过久地看书、不定时睡眠等。

## 如何应对更年期失眠

1. 心情烦躁、胡思乱想、静不下来时，试试躺在床上，把脚抬起来，靠在墙壁上5~10分钟，让自己平静下来。

2. 保持卧室凉爽通风，必要时使用空调或电风扇来降温，维持自己感觉舒服的温度，才不会闷热、流汗，影响睡眠。

3. 养成良好的生活习惯，清淡饮食，避免摄入浓茶、咖啡；白天应适当运动；睡前可以泡泡脚、洗洗热水澡。

4. 失眠严重时，可在医生指导下进行药物治疗、针灸治疗、药膳食疗等。

**睡前喝一杯热牛奶**

牛奶含有使人体产生疲倦感的物质——色氨酸。研究证明，大脑神经细胞分泌血清素，血清素可以抑制大脑的思维活动，从而使大脑进入放松状态。人失眠的时候，就是由于大脑细胞分泌的血清素减少。而色氨酸是形成血清素必需的物质，因此，睡前喝一杯热牛奶有助眠作用。

## 缓解失眠的穴位

关元穴

按摩该穴可温肾健脾、散寒止痛、调经养血、缓解失眠。

关元穴位于腹部正中线上，脐下3寸处。

用指腹或指间关节向下按压，并作圈状按摩，以感受到局部温热为宜。

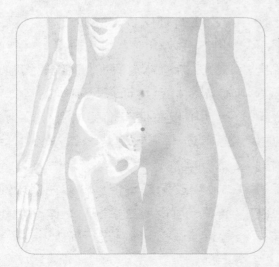

## 中医食养建议

绞股蓝红枣汤

绞股蓝15克，红枣8枚。分别洗净，加适量水一同放入锅中，用小火煮20分钟即可。每日1剂，吃枣喝汤。

此汤有健脑消脂、镇静安神的作用。适用于更年期失眠人群。

# 胸闷、气短、爱叹气

胸闷、气短、爱叹气是更年期女性的常见症状。胸闷、气短、爱叹气说明人体内的气息是失调的。

## 注意这些早期症状

- ☑ 刚到中午就感觉疲惫
- ☑ 心悸、头晕眼花
- ☑ 肠胃虚弱，食欲不佳
- ☑ 吸气浅短，需要经常深呼吸

## 更年期胸闷、气短的原因

**器质性疾病：**女性进入更年期后，卵巢功能衰退，雌激素水平下降，容易出现内脏脂肪堆积，肌肉量下降。由于血脂异常、高血压等心血管疾病危险因素的存在，更年期女性罹患心血管疾病的风险增加。如果出现胸闷、气短，建议及时到医院进行心电图检查，以排查是否有器质性心脏病，必要时需做心脏CT或心脏造影。

**功能性疾病：**随着雌激素水平下降，更年期女性可能出现植物神经功能紊乱，也可能出现心脏神经官能症的表现，有时会引起胸闷、气短、乏力、心慌、潮热、盗汗等更年期症状。对于这种功能性改变，可通过激素补充治疗等进行改善。

## 如何应对胸闷、气短、爱叹气

1. 保持乐观的心态和愉快的心情。

2. 合理饮食，戒烟戒酒，尽量少吃辛辣食物。

3. 加强体育锻炼。跳绳、慢跑、游泳、打乒乓球都是不错的选择。运动不仅有助于增强自身免疫力，还有助于分散注意力，改善不良情绪。

4. 要明确是否真的存在器质性问题，可以通过拍胸片、做肺功能检查、做心电图等进行确认。

**刻意练习"哈哈大笑",远离胸闷叹气**

经常叹气是心情处于紧张、压抑状态的表现。人们常说"紧张得透不过气来",这说明紧张时,人体是缺气的。这时候要做深呼吸,或者放松身体。

除了放松之外,还可以大笑。经常哈哈大笑可以起到养肺的功效,因为大笑可以促进体内气血运转,这样就可以使体内的气体上升,快速排出体内堆积的浊气,吸入外界的新鲜空气。

经常叹气的人,往往都不太开心,如果能够有意识地大笑,可以很好地纾解不良情绪。

## 缓解胸闷气短的穴位

**膻中穴**

按摩该穴可缓解胸闷气短、咳嗽气喘等症状。

膻中穴位于胸部前正中线上,平第四肋间,两乳头连线的中点。

每次按揉穴位 100～200 下。

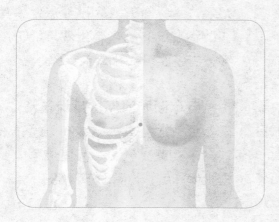

## 中医食养建议

**补气固肺茶**

取太子参、生黄芪、防风各 10 克,白术 6 克,煎煮 15 分钟后盛出代茶饮用。可反复冲泡续杯。

适用于更年期胸闷气短人群。

# 更年期妇科疾病和泌尿系统疾病缓解法

## 异常子宫出血

更年期女性由于卵巢功能退化，体内激素水平不稳定，容易出现异常子宫出血。

### 注意这些早期症状

☑ 月经周期延长或缩短

☑ 经量增多或减少

☑ 阴道不规则出血

☑ 月经突然停止

### 主要原因在于卵巢功能退化

进入更年期之后，女性的卵巢功能退化，会导致子宫内膜出现一些变化，从而出现月经失调。随着年龄的增大，卵巢功能退化速度加快，从而出现闭经。如果不注意个人卫生护理，很容易感染一些妇科疾病，例如阴道炎、宫颈炎等。

更年期月经量多考虑与内分泌紊乱、子宫内膜增厚、雌激素减少有关。更年期的主要表现之一就是月经失调，有的人会出现月经量减少的情况，有的人会出现月经量增多或者经血一直淋漓不尽的情况。

### 更年期如何保持月经正常

1. 一定要保持良好的心态，不要动不动就生气，心情愉快可以促进机体健康，也有助于月经正常。

2.饮食也要注意，营养要均衡，要多吃富含雌激素的食物，如大豆及其制品等，少吃刺激性食物。

3.适当运动。运动能促进内分泌正常，能保证雌激素的分泌。

4.月经不规律时，要及时到医院就诊，根据检查结果进行相应的治疗。雌激素类药物应在医生指导下服用。

## 6 个简单的瑜伽动作，每天练一练，滋养卵巢，保养子宫

| | |
|---|---|
| 猫牛式 | · 四角跪姿开始，双膝分开与髋同宽，双手分开与肩同宽。<br>· 吸气，抬头翘尾椎，上提胸腔。呼气拱背，低头看向肚脐。注意脊柱一节一节有控制地波动。配合呼吸，动态练习 8~10 组 |
| 下犬式 | · 四角跪姿，双脚脚尖回勾，吸气准备。<br>· 呼气用手推地，延展背部，坐骨向上。向后推大腿根，伸直膝盖，脚跟向下踩。身体呈倒"Ⅴ"字形，小腹内收上提。头部自然放松，保持 5~8 个呼吸 |
| 骑马式 | · 从下犬式进入，吸气，右腿抬起向上。呼气向前跨一步，来到两手之间，小腿垂直。<br>· 左腿膝盖与脚背向后贴地，沉髋向下。吸气上举手臂，带动侧腰向上延展。<br>· 保持 5~8 个呼吸，还原下犬式换另一侧练习 |
| 花环式 | · 双脚分开与髋同宽，或双脚并拢。<br>· 吸气双手合十，放于胸前，大臂抵住双腿内侧。呼气臀部向下沉，肩部远离耳朵。<br>· 双脚内侧踩实，保持 5~8 个呼吸 |
| 束角式 | · 坐姿，背部挺直。脚跟靠近会阴，膝盖旁开。<br>· 两脚掌相对，双手前三指抓大脚趾。<br>· 吸气脊柱立直向上，呼气双膝向下沉。延展背部，保持 5~8 个呼吸 |
| 快乐婴儿式 | · 仰卧，弯曲双膝，大腿向腹部靠近，小腿与地面垂直，双手在腿内侧抓脚掌。<br>· 吸气时脊柱延展，呼气时大腿面向下找地，双肩放松，臀部压实，保持 5~8 个呼吸 |

# 痛经

不少更年期女性会出现痛经的症状，可能是由各种生殖器官病变引起的。

## 注意这些早期症状

☑ 情绪波动

☑ 乳房胀痛

☑ 腹部不适

## 更年期痛经的原因

1. 慢性盆腔炎导致盆腔充血，或月经引起炎症急性发作，引发痛经。

2. 生殖道畸形的女性会出现周期性出血，导致宫腔积血引发痛经。

3. 患有子宫肌瘤的女性，月经期黏膜下肌瘤刺激子宫收缩，引起痉挛性疼痛，表现为痛经。

4. 宫内放置节育器的女性，子宫肌肉受到节育器刺激，发生排异性收缩，导致痛经。

## 如何应对更年期痛经

1. 注意并讲究经期卫生，经期前及经期少吃生冷、辛辣等刺激性食物。

2. 消除对月经的紧张、恐惧心理，解除思想顾虑，心情要愉快。可以适当参加劳动和运动，但要注意休息。

3. 平时要加强体育锻炼，尤其是体质虚弱者。注意改善营养状况，并要积极治疗慢性疾病。

4. 疼痛发作时可对症处理，口服止痛片等缓解疼痛。

**两种缓解痛经的方法**

**热敷肚脐：**这是一种简单有效的缓解痛经的好方法。热敷肚脐，可以温养神阙穴。通过肚脐上热量的传递，女性体内的寒气得以驱散，血液循环更加通畅。热敷肚脐还能增强女性经期的抗病能力，预防肝、胆等器官病症。

热敷肚脐的方法为：把热水袋或暖宝宝放置于肚脐位置，同时注意温度不宜过高，避免烫伤肚脐周围的肌肤。一般热敷时间控制在 20 分钟左右即可，每日 3 次。

**焐热腹部：**女性在痛经的同时，还会存在腹部冰凉的不适感觉。可以采用焐热腹部的方法来缓解痛经。

可以这样做：将双手搓热，然后放置于腹部之上，并且反复摩擦腹部肌肤，以腹部有温热感觉为宜。

## 缓解痛经的穴位

### 太冲穴

按摩该穴可以在一定程度上缓解痛经症状。

太冲穴位于足背侧，第一、二跖骨结合部之前凹陷处。

每晚睡前按压此穴位 5~10 分钟，用拇指指腹从此穴位往脚趾方向按压，注意按压力度可稍大，但不要过大，以免引起皮下瘀血，以有酸胀痛感为佳。

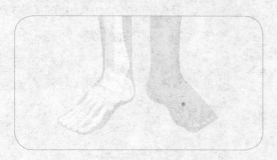

## 中医食养建议

### 姜枣红糖水

干姜、红枣、红糖各 30 克。干姜洗净，切碎末。红枣洗净，去核。将食材放在一起熬制成姜枣红糖水。

具有温经散寒的功效。

适用于痛经的更年期女性。

# 月经紊乱（绝经前期）

月经紊乱是更年期女性极普遍、极突出的表现。月经经常延迟，甚至几个月才来一次，经量也逐渐减少。当雌激素越来越少，已不能引起子宫内膜变化时，月经就停止了。

## 注意这些早期症状

- ☑ 经期延长，月经淋漓不尽，能持续1~2个月

- ☑ 月经量在1~2年间逐渐减少

- ☑ 突然出现绝经

## 更年期月经紊乱的原因

**围绝经期综合征：**围绝经期综合征指女性在围绝经期因性激素减少所致的内分泌、躯体和心理变化所引起的一系列症状。性激素减少，可能会出现月经周期紊乱、潮热、出汗、心悸、头痛等症状。可在医生指导下使用黄体酮胶囊、地屈孕酮片、谷维素片等药物进行治疗。

**受凉：**如果平时没有做好腹部保暖工作，可能会导致寒气入体，容易刺激子宫，诱发腹痛、月经异常等现象。因此，更年期女性应做好防寒保暖工作，根据温度变化及时添减衣物。

**宫颈炎：**宫颈炎临床上一般是指各种病因导致宫颈出现的炎症性疾病。受炎症刺激，常会出现白带异常、外阴瘙痒、下腹坠痛、月经紊乱等症状。可在医生指导下使用苦参栓、利巴韦林胶囊、头孢克肟片等药物进行治疗。

除此之外，子宫肌瘤等也可能会引起该症状，建议明确病因对症治疗。

## 更年期月经紊乱注意事项

1. 更年期女性如果出现月经紊乱的情况，要注意调整好自己的心态，学会缓解压力。如果月经紊乱的症状比较明显，可以用妇良方调温贴调理一下。

2. 不宜吃生冷、酸辣等刺激性食物，多饮开水，保持大便通畅。

3. 经期要避免接触病毒和细菌，预防感冒，在公共场所要注意个人卫生，尽量不接触病人特别是患有传染病的人。

4. 经期前后要保证充足的睡眠，以调节身体免疫力，预防不必要的疾病。

### 月经紊乱的饮食调养

1. 经常食用富含植物雌激素及维生素 E 的食物，对卵巢保养有很好的作用。可用大豆、红豆、黑豆每天打豆浆喝，补充植物雌激素。

2. 不吃刺激性、肥腻、油煎、腌制的食物，还要忌烟、酒。

3. 要增加钙的摄入量，多食用含钙量高的食物。牛奶、酸奶、大豆及其制品等都是不错的选择。

4. 更年期月经紊乱容易导致缺铁性贫血，多食用富含铁的食物，补充足够的铁，能避免缺铁性贫血的发生。动物肝脏、动物血、牛肉等都是不错的选择。

## 缓解月经紊乱的穴位

**归来穴**

按摩该穴可缓解腹痛、月经紊乱。

归来穴位于肚脐下 4 寸，前正中线旁开 2 寸处。

一边缓缓吐气，一边用力按压穴位 2 秒钟，反复做 5 次，以有酸胀感为佳。

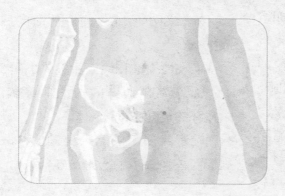

## 中医食养建议

**红枣益母汤**

红枣 20 枚，益母草 10 克，红糖 10 克，加水炖饮汤。

每日早晚各 1 次。

适用于更年期月经紊乱人群。

# 尿路感染

更年期女性体内雌激素水平大幅度下降，膀胱萎缩，容易引起尿路感染，出现尿痛、尿频等症状。建议定期做健康体检，早发现、早治疗。

## 注意这些早期症状

☑ 排尿时疼痛或灼痛

☑ 仅排出少量尿液

☑ 尿液气味强烈

☑ 尿液呈红色或粉红色，表明尿液中存在血液

## 更年期尿路感染的原因

**与尿道萎缩有关：**女性进入更年期后，机体进一步老化，再加上体内缺乏雌激素，使得尿道越来越短，尿道壁也随之变薄，减弱尿道自洁功能，从而增加尿路感染风险。

**与雌激素分泌有关：**雌激素可直接作用于女性尿道，促进尿道黏膜增殖和生长，当尿道黏膜增殖到一定程度时会逐渐脱落，脱落的上皮细胞可黏附尿道致病菌，为尿道建立一层保护机制；另外，雌激素可刺激尿道分泌抗体，帮助对抗致病菌，同时也能维持尿道酸性抗菌环境。进入更年期后，女性体内雌激素分泌减少，根本无法保护尿道，从而引起尿路感染。

## 预防尿路感染的方法

1.多喝水，可以帮助清除尿道的细菌。

2.经常小便，每2~3小时小便一次。

3.女性小便或大便后从前向后擦拭。

4.在性交前和性交后不久小便。

5.避免穿紧身内衣、紧身裤，以及湿的运动服或泳衣。

6.避免使用阴道除臭剂、冲洗剂等可能刺激女性尿道的产品。

### 尿路感染的饮食调养

可以多食用一些清热去火的食物，如苦瓜、苦菜等；避免吃油腻食物。同时可以多喝水，以起到冲洗尿道、缓解病情的作用。另外，建议患者多喝一些有利尿作用的汤，西瓜汤、绿豆汤、玉米须汤都是不错的选择。

### 缓解尿路感染的穴位

**阴陵泉穴**

按摩该穴可清利湿热、健脾理气、通经活络。

阴陵泉穴位于小腿胫骨内侧髁下缘与胫骨内侧缘之间的凹陷处。

用双手手指的指腹端按揉阴陵泉穴，约1分钟。

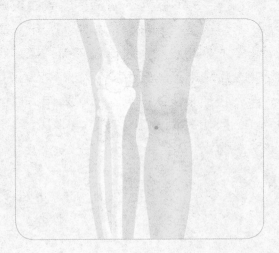

### 中医食养建议

**猪膀胱车前草汤**

将100克新鲜的车前草和200克猪膀胱一起放在锅中煎煮，过滤渣取出汁，最后加入适量盐调味。

有利尿清热的功效。

适用于更年期尿路感染的人群。

# 阴道分泌物异常（老年性阴道炎）

随着年龄的增长，女性生殖器周围的肌肉失去弹性，阴道的酸碱度失衡，很容易受到病原体侵害而患上阴道炎。

## 注意这些早期症状

☑ 阴道分泌物增多，外阴瘙痒，有灼热感

☑ 检查见阴道呈老年性改变，上皮萎缩，皱襞消失

☑ 阴道黏膜充血，有小出血点，有时见浅表溃疡

## 引起老年性阴道炎的原因

女性绝经后，因卵巢功能衰退，雌激素水平下降，阴道壁萎缩，黏膜变薄，上皮细胞糖原含量减少，阴道内的 pH 值上升，阴道自净作用减弱，局部抵抗力降低，病原体易侵入繁殖而引起炎症，容易导致女性白带增多，或者出现外阴瘙痒、灼痛、干涩等一系列不适表现。

## 如何应对老年性阴道炎

1. 清洗外阴时宜使用温水。出现老年性阴道炎时，不要因外阴瘙痒而使用热水烫洗，虽然这样做能暂时缓解外阴瘙痒，但会使外阴皮肤干燥粗糙，加剧瘙痒。

2. 平时注意卫生，减少患病风险。患病期间每天换洗内裤，内裤要宽松舒适，选用纯棉材质的内裤。选用合格的卫生纸。自己的清洗盆具、毛巾不要与他人混用。

3. 不要为了消毒杀菌而使用肥皂或各种药液清洗外阴。老年女性的外阴皮肤一般比较干燥，经常使用肥皂等刺激性强的清洁用品清洗，会加重皮肤干燥，引起瘙痒，甚至损伤外阴皮肤。清洗外阴时应用温水。

4. 患上老年性阴道炎，不要乱用药。引起老年性阴道炎的细菌多为大肠杆菌、葡萄球菌等，不像育龄期女性以霉菌性阴道炎、滴虫性阴道炎最多见，因此不要乱用治疗霉菌或滴虫的药物，更不能把阴道炎当作外阴湿疹而乱用激素药膏。

## 如何治疗老年性阴道炎

### 增强阴道抵抗力

补充雌激素可使阴道黏膜增厚，抵抗力增强。雌激素可局部给药，也可全身给药。局部用药可以使用雌三醇乳膏，每晚进行阴道用药。全身用药可进行激素补充治疗，如可口服雌激素类药物。但是雌激素的不合理使用易引起子宫内膜癌和乳腺癌，所以一定要在医生指导下使用。补充雌激素，食补比药补更安全，建议老年性阴道炎患者早晚空腹时用白开水送服1~2汤匙新鲜蜂王浆，并坚持每天喝一杯鲜豆浆，或者吃一份豆制品。

### 抑制细菌生长

可用1%的乳酸或0.5%的醋酸溶液冲洗阴道，每日一次，以增加阴道的酸度，抑制细菌的生长繁殖。

### 少食用或不食用辛辣刺激性食物

辣椒、大蒜、大葱、韭菜、咖啡、可可等辛辣刺激性食物有使痒感加重和白带分泌物增多的作用，应少食用或不食用。

### 可多食用有止痒作用的食物

绿豆、海带、马齿苋、无花果、土茯苓、地肤子等都是有止痒作用的食物。

# 尿频、尿失禁

尿频、尿失禁也是更年期女性常见的症状，可能提示更年期女性盆底肌功能出现了问题。

## 注意这些早期症状

☑ 咳嗽、大笑、打喷嚏、跑步、上下楼时（增加腹压时）漏尿

☑ 尿频、尿急、憋不住尿、夜尿多

☑ 阴道松弛、性生活不和谐或阴道有气体排出

☑ 阴道有分泌物脱出、便秘、便失禁等

## 主要原因在于盆底肌松弛

随着年龄的增大，女性雌激素水平下降，盆腔支撑结构缺陷或退化，盆底支持组织松弛，盆底功能障碍性疾病发生率逐渐增高。有报道指出，中老年女性盆底功能障碍性疾病发生率为 20%～40%，随着年龄的增长，症状逐渐加重。而很多女性忙于家务和工作，忽视了这一疾病的起始阶段，错失了治疗的最佳时机。

## 怎样预防盆底功能障碍性疾病

1. 做好早期筛查，了解盆底功能状态，并进行相应的盆底功能锻炼。

2. 日常减少增加腹压的行为，如避免便秘、长时间负重，积极治疗慢性咳嗽。肥胖者适当进行减肥，以减少盆底肌承受的压力。

3. 绝经女性由于雌激素水平下降，可能会导致各种尿失禁，请及时就诊。发生了盆底功能障碍，要及时进行早期干预及治疗。

## 凯格尔运动改善更年期尿频、尿失禁

在做凯格尔运动之前，找到盆底肌：在小便时阻止流动中的尿液、紧缩尿道，之后再放松，尿流恢复，这样能更好地意识到盆底肌的位置。

但不要将中断小便的动作（小便时突然憋住）作为日常生活中常规的凯格尔运动。

### 运动方法

收缩盆底肌 2～3 秒，放松 5～10 秒，如此反复，20～30 次为一组，每次锻炼 3 组以上。

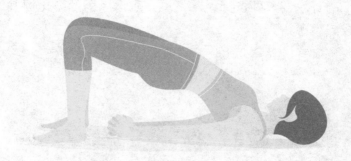

## 缓解尿失禁的按摩方法

按摩下腹部可以缓解尿失禁症状。

患者取仰卧位，双手掌叠加置于下腹部中央。

按顺时针方向按摩下腹部 5 分钟，以下腹部有微热感为宜。每日 1～2 次。

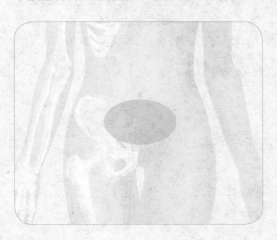

## 中医食养建议

【茴香糯米饭】

取适量茴香，入锅干炒，加入盐，取出备用。之后，取适量糯米洗净，入锅蒸熟。最后，将炒好的茴香拌入糯米饭中食用。每日 1 次。

可清热利湿、温补肾阳，有助于缓解尿频、尿失禁。

适用于更年期尿频、尿失禁的人群。

## 尿频不能憋尿，也应注意补充水分

更年期出现尿频现象，不要憋尿，以免滋生细菌，继发尿路感染，使尿频情况加重。平时也应注意多饮水，以增加尿液，加速尿液代谢，冲洗出在泌尿系统沉积的细菌等，从而缓解尿频症状。

### 正确的喝水方法可以帮助缓解尿频

1. 选择温开水，不要选择冰水。温开水可以帮助身体更好地吸收水分，同时也可以减少尿量。

2. 不要一口气猛灌几杯水，而需要分时间段多次补充，每次补充 200 ~ 300 毫升水即可。

---

**早上空腹喝一杯水**

可以稀释血液，促进废物的排出，让人精神焕发。

**饭前喝一杯水**

可以有效缓解饥饿感，疏通肠道，避免假性饥饿感的出现，有效控制正餐的进食量。

注：饭后不要马上喝水，这个时候食物正在消化，要休息半小时再小口地喝水以补充水分，否则会加重胃部负担，影响食物的消化吸收。

---

**上午 11 点补充一杯水**

缓解疲劳感，加速身体的血液循环。

**下午 14 点、15 点、16 点、17 点各喝一杯水**

及时补充水分，有效缓解疲劳感。

注：睡前 1 小时要减少喝水量，睡前半小时尽量不要喝水，避免加重尿频症状。

---

3. 不喜欢喝白开水的人可以选择柠檬水、绿茶等健康饮品。

不要等到口渴了再喝水，平时一定要养成主动喝水的习惯。

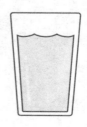

**不同程度的尿失禁，到底该怎么办**

更年期女性要关注自己的漏尿程度，如果每次漏尿浸湿衣物仅为硬币大小，则是轻度漏尿；如果每次漏尿浸湿衣物如掌心大小，则是轻中度漏尿；尿意频繁且尿液浸透衣物，就需要考虑是否为中重度漏尿了。

| | |
|---|---|
| 轻度尿失禁 | 改变生活方式：控制饮食，适量饮水，避免摄入刺激性食物；规律排尿，避免憋尿；保持适当体重，避免肥胖以减轻盆底肌肉压力；进行盆底肌肉训练，增加肌肉力量和控制力 |
| 轻中度尿失禁 | 可遵医嘱进行激素补充治疗，可以帮助增加尿道括约肌张力，改善尿失禁症状 |
| 中重度尿失禁 | 常用的物理治疗方法包括盆底肌肉锻炼和电刺激治疗。盆底肌肉锻炼可以帮助增强盆底肌肉的力量和张力，提高尿道括约肌的控制力。电刺激治疗则通过电刺激盆底肌肉来增强尿道括约肌的收缩力 |

**特别提醒**：普通卫生巾不能用于吸收尿液，较容易产生异味、出现反渗现象，有潮湿、闷热的感觉。对于漏尿人群来说，需要长时间使用护理产品，表面干爽、洁净、无异味是十分必要的。建议选择更年期专用吸水巾，不仅可以保证吸水量，干爽透气，还能锁住异味。

# 卵巢囊肿

更年期的卵巢囊肿有可能是生理性的囊肿，也有可能是病理性的囊肿，有良性、恶性之分，所以一定要到医院妇科就诊，做必要的检查。

## 注意这些早期症状

☑ 下腹或髂窝部充胀、有下坠感

☑ 腹部增大，或在晨间偶然感觉腹内有肿物

☑ 经量过少或者闭经

## 更年期出现卵巢囊肿的原因

1. 女性进入更年期后，雌激素水平下降，卵巢功能减退，这对卵巢囊肿的出现有推动作用。

2. 长期不健康的饮食习惯、熬夜、昼夜颠倒等不良的生活方式也会增加长卵巢囊肿的概率。

3. 如果患有其他慢性的妇科炎症而没有及时进行治疗，炎性物质反复渗出，就会导致卵巢部位出现继发性感染现象，增加卵巢囊肿的发病概率。

## 怎样预防更年期卵巢囊肿

1. 平时要清淡饮食。可多吃富含膳食纤维、维生素的食物，如白菜、芹菜、菠菜、黄瓜、冬瓜等。高蛋白、低脂肪、低胆固醇类的食物也可适量食用，如瘦畜肉、鸡肉、鹌鹑蛋、豆腐等。

2. 加强体育锻炼，多在阳光下运动，增强体质。运动可以加速血液循环，调节身体的激素水平。

3. 月经期间应该注意卫生，严禁房事，保持外阴清洁。

4. 保持良好的情绪，适当缓解压力，劳逸结合，不要过度疲劳。

5. 积极治疗妇科疾病。许多妇科疾病如果不及时治疗，很容易导致卵巢囊肿，如输卵管发炎后如果不及时治疗，将发生继发性卵巢疾病，易引起炎性物质渗出，导致出现卵巢囊肿。

## 卵巢囊肿者日常饮食推荐和不推荐

| 推荐 | · 多吃抗肿瘤食物，如甲鱼、山楂等<br>· 出血应吃羊血、荠菜、藕、蘑菇等<br>· 感染应吃鳗鱼、蛤蜊、鲤鱼、芹菜、芝麻、荞麦、油菜、香椿、红豆、绿豆等<br>· 腹痛、腹胀应吃猪腰、杨梅、山楂、核桃、栗子等 |
| --- | --- |
| 不推荐 | · 忌食葱、蒜、辣椒、桂皮、胡椒、韭菜等刺激性食物<br>· 避免食用油腻、油炸、发霉、腌制食物 |

## 有益于卵巢保养的穴位

### 关元穴

按摩该穴可补充元气，有益于卵巢保养。

关元穴位于腹部正中线上，脐下3寸处。

用拇指指腹按揉关元穴，每次按摩5分钟，每日1~2次。

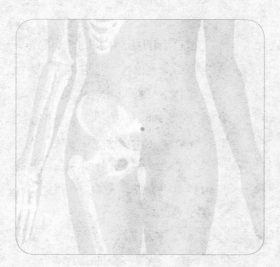

## 中医食养建议

### 核桃粥

核桃仁15克，鸡内金12克，大米100克。将核桃仁、鸡内金捣烂，加水煎汁去渣，再加入淘洗后的大米煮粥。

适用于有子宫肌瘤、卵巢囊肿的人群。

# 子宫脱垂

更年期女性由于雌激素分泌减少，韧带出现松弛，容易出现子宫脱垂的情况。

## 注意这些早期症状

- ☑ 外阴肿物脱出
- ☑ 腰痛，有下坠感
- ☑ 阴道分泌物增多
- ☑ 性交不适

## 更年期子宫脱垂的原因

**盆底组织松弛：**更年期女性由于雌激素水平下降，盆底组织缺乏弹性，容易导致子宫脱垂。

**生孩子带来的产伤：**比如宫口没开全就向下屏气使劲，生产时间过长、难产，尤其是拉产钳时，容易损伤支撑子宫的肌肉和韧带。月子里如果不注意，过早下床做家务，或者过早工作尤其是做重体力劳动，有些损伤就难以恢复。这是子宫脱垂的重要原因。

**先天缺陷或营养不良：**少数女性子宫脱垂找不到明显原因，可能有先天性盆底松弛。还有一些子宫脱垂的女性由于营养不良，往往体质瘦弱，常可发现她们还患有胃下垂等。

**长期腹压增加：**长期腹压增加也能引起子宫脱垂。如慢性咳嗽、习惯性便秘和重体力劳动等都能引起腹压增高，长期如此就容易导致子宫脱垂。

## 怎样预防更年期子宫脱垂

1. 更年期女性应注意劳逸结合，避免过度疲劳。同时，要保持心情舒畅，减少精神负担，避免出现紧张、焦虑、恐惧等不良情绪。

2. 适当减轻工作强度，避免参加重体力劳动，避免长时间蹲坐、举重物等动作。

3. 要注意饮食营养，适当加强体育锻炼，坚持做提肛运动。

4. 积极防治老年性慢性支气管炎和习惯性便秘，定期进行全身检查特别是妇科检查，及早发现和治疗更年期女性的各种常见病。

5. 在排除妇科肿瘤、心血管疾病、乳腺癌、血脂异常和肝胆疾病的情况下，可及时接受激素补充治疗，不但可以预防骨质疏松，还可以缓解更年期症状。

## 缓解子宫脱垂的锻炼方法

| 提肛锻炼 | 下蹲锻炼 | 胸膝锻炼 |
|---|---|---|
| 需要用力收缩肛门，持续几秒后放松，每次连续进行 10 分钟左右，每天可以多次锻炼，最好在早上起床前锻炼 1 次。 | 双手扶床边，双腿并拢，做下蹲动作 5~15 次，每天进行数次，有助于子宫收缩。 | 先在床上做下跪的姿势，然后将胸部尽量贴在床的表面，大腿与床平面保持垂直，每次跪 15 分钟左右，每天进行 2 次。 |

注：虽然这些运动都比较简单，但是做之前还是应先咨询医生，避免姿势不当影响恢复，日常也不要剧烈运动。

## 缓解子宫脱垂的穴位

### 子宫穴

按摩该穴可以促进血液循环，疏通经络，改善月经失调，缓解子宫脱垂症状。

子宫穴位于下腹部，脐中下 4 寸，前正中线旁开 3 寸处。

双手食指、中指并拢，将指腹分别放在两侧子宫穴上，稍加用力，进行环状按揉，以局部有温热、酸胀感为宜，时长约 5 分钟。

## 中医食养建议

### 党参小米粥

党参 30 克，升麻 10 克，小米 50 克。先把党参、升麻煎好取药汁，再放入淘洗好的小米煮为稀粥即可。

可益气升提。

适用于更年期子宫脱垂的人群。

# 子宫内膜异位症

子宫内膜异位症是指有活性的内膜细胞种植在子宫内膜之外的位置而形成的一种女性常见的妇科疾病，会出现慢性盆腔痛、月经异常等症状，属于激素依赖性疾病。

## 注意这些早期症状

☑ 痛经

☑ 月经异常

☑ 性交痛

## 更年期子宫内膜异位症的原因

1. 子宫内膜异位症的发生有一定的家族遗传特征。

2. 如果患者免疫系统紊乱，无法区分正常细胞和异位子宫内膜细胞，无法清除异常细胞，很容易引发子宫内膜异位症。

3. 如果患者经常发生盆腔炎，会对子宫内膜产生不利影响，容易导致子宫内膜植入盆腔或其他部位，引起子宫内膜异位症。

4. 子宫内膜异位症与女性雌激素和孕激素的分泌相关。

## 如何应对子宫内膜异位症

如果子宫内膜异位症患者没有任何症状，包括疼痛，超声检查没有囊肿进行性增大，可以不进行治疗。

如果患者出现较小的囊性病变，可以通过药物治疗，严重者需要手术治疗。

接近绝经期的女性，卵巢、子宫内膜异位结节并没有增大，也没有明显症状和不适，到卵巢功能消退时，结节也会自行萎缩。

## 生理瑜伽可减轻子宫内膜异位症引起的疼痛

生理瑜伽可延展及拉长骨盆肌肉，借助双脚的延伸来舒缓子宫的紧张，可以减轻子宫内膜异位症引起的各种疼痛。

| | |
|---|---|
| 金刚跪坐 | 有助于放松身心，促进消化，锻炼盆底肌肉 |
| 单腿坐立前屈 | 伸展髋部，加辅助工具放松腹部，有助于缓解经期腹部坠痛、腰酸背痛 |
| 仰卧束角式 | 滋养骨盆，开髋减压，放松脊柱 |
| 仰卧喷泉式 | 缓解腿部疲劳，放松脊柱 |
| 半蜻蜓式变体 | 释放腰背压力，滋养骨盆 |
| 分腿坐立前屈 | 开髋减压，拉伸背部，促进骨盆的血液循环，缓解痛经 |

## 缓解子宫内膜异位症的穴位

 三阴交穴

按摩该穴可调理妇科疾病，缓解子宫内膜异位症。

三阴交穴位于小腿内侧，内踝尖上3寸，胫骨内侧缘后方。

用拇指指腹按顺时针方向按揉三阴交穴2分钟，再按逆时针方向按揉2分钟，以局部出现酸、麻、胀的感觉为佳。

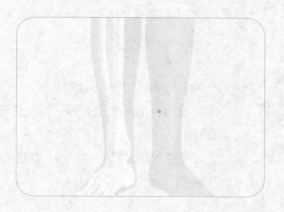

## 中医食养建议

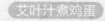 艾叶汁煮鸡蛋

先将艾叶熬成药汁，再加入去壳的煮鸡蛋和适量姜片煮几分钟即可。

适用于寒凝血瘀型子宫内膜异位症患者。

# 更年期慢病早知早治早预防

## 血糖波动，预防糖尿病

更年期到来，身体逐渐老化，内分泌发生改变，血糖波动情况可能会更明显，在血糖不断升高的过程中糖尿病会形成。

### 注意这些早期症状

- ☑ 口干，口渴
- ☑ 多饮，多食，多尿
- ☑ 消瘦

### 更年期女性容易患糖尿病的原因

更年期女性之所以容易患上糖尿病，与身体肥胖有关。更年期到来，身体的新陈代谢能力降低，加上部分不良习惯的影响，体内脂肪物质堆积，胰岛功能减退，血糖很容易升高。

糖尿病还与体内激素变化有关。

更年期女性卵巢功能减退，雌激素分泌量减少，糖类物质、脂肪类物质代谢异常，血糖也容易波动。不少更年期女性会出现负面情绪，情绪波动大同样会导致胰岛素分泌量减少，增加糖尿病的患病风险。

### 更年期女性如何预防糖尿病

1. 清淡饮食，选择合适类型的食物提供营养物质，热量摄入要减少。

2. 保持良好的心态，多做自己感兴趣的事情转移负面情绪。

3. 定期测量血糖，可有效预防糖尿病。

4. 多参加体育锻炼，以促进身体的新陈代谢。

### 要想血糖稳，将餐具换成"211 控糖餐盘"

"211 餐盘饮食法"是按餐盘中 2 份蔬菜、1 份蛋白质类食物、1 份主食的比例来进食的方法。这里的 1 份相当于自己一个拳头的量。

**"211 餐盘饮食法"和普通饮食有何区别？**

1. 控糖更容易。整体饮食结构合理，搭配好的食物生糖指数低，相较其他饮食方法来说，更容易帮助糖尿病患者控制血糖。

2. 吃饱基础上的稳血糖。满满一大盘食物，有主食，有蔬菜，有蛋白质类食物，营养搭配均衡，不用忍饥挨饿也可稳定血糖，更易坚持。

3. 养成健康饮食习惯。不用纠结每餐吃什么，只需按照餐盘固定的比例搭配，做饭省心，吃饭省事，还能控糖。

4. 及时发现饮食问题。食物装在一个盘子里，数量和种类可视化，可以及时发现自己的饮食问题并改正。

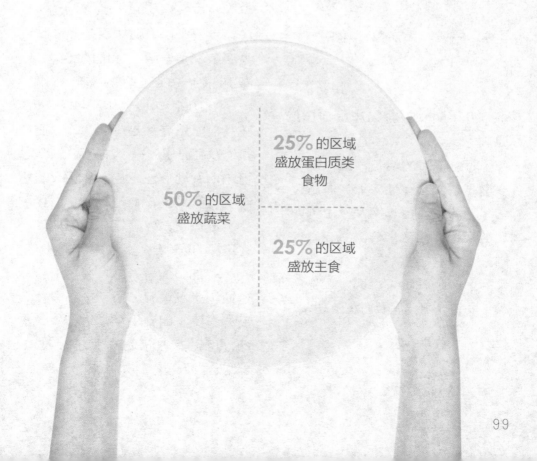

**50%** 的区域盛放蔬菜

**25%** 的区域盛放蛋白质类食物

**25%** 的区域盛放主食

# 血管舒缩异常，预防高血压

更年期高血压是指女性绝经期前后因为体内的性激素分泌紊乱，导致身体出现一系列植物神经系统功能紊乱而引起的血压升高症状。

## 注意这些早期症状

☑ 收缩压升高

☑ 头昏、头痛、眼花、健忘、易惊醒、易疲劳

☑ 有时候伴有注意力不集中

## 更年期女性容易患高血压的原因

随着年龄的增长，动脉硬化程度增高，血管弹性降低，血压会有增高趋势。而更年期女性由于卵巢功能衰退，雌激素分泌减少，导致内分泌失调、植物神经系统功能紊乱，引起睡眠不好、情绪不稳、烦躁不安等，更易导致血压波动。

## 如何预防更年期高血压

1.限制高脂肪食物的摄入。事实证明，过量摄入脂肪容易引发高血压。因此，更年期女性应限制高脂肪食物，特别是高胆固醇食物的摄入，应选择低胆固醇食物，多吃蔬菜、豆制品、瘦肉、鱼类，特别是要多吃富含膳食纤维的蔬菜，以减少胆固醇在肠道内的吸收。

2.限制体重。众所周知，大多数高血压患者都是肥胖的人。肥胖是诱发高血压的一个独立危险因素。更年期女性应注意控制体重。超重者应逐步减重，但不宜过快，否则会有不适感，应确保在减重期间补充足够的蛋白质。

3.加强体育锻炼。经常进行体育锻炼可以增强体质，提高身体免疫力。更年期女性经常进行有氧运动，可以有效预防高血压。散步、慢跑、打太极拳都是不错的选择。

4. 避免过度紧张。更年期女性容易发脾气，遇事容易烦躁。这样的不良情绪很容易导致血压升高。更年期女性应避免情绪过度波动。

### 科学控盐，预防更年期高血压

每天减少盐的摄入，可以帮助调控血压。

成年人每天盐的摄入量不应超过 5 克。对于控制不好盐使用量的朋友，建议在家里备一个控盐勺，根据家中人数提前计算好每日做菜的用盐量。市售的控盐勺，一般一勺可以盛放 2 克盐。

## 预防更年期高血压的穴位

**耳背沟穴**

按摩该穴能缓解头晕目眩、耳鸣耳痒，还有助于降压。

耳背沟穴位于耳郭背面，对耳轮沟和对耳轮上、下脚沟处。

用食指和拇指夹住耳朵的上半部分，用拇指对准耳背后的凹沟，根据凹沟的走势，由上向下按摩，每次按摩 15 下，每天按摩 2~3 次，以耳部微微发热为度，力量不宜过大。

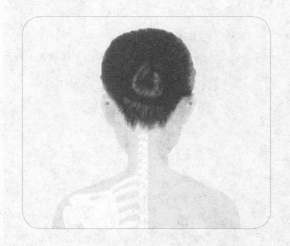

## 中医食养建议

**何首乌大枣粥**

取何首乌 60 克，加水煎浓汁，去渣后加大米 100 克、红枣 3~5 枚、冰糖适量，同煮为粥。早晚食用。

可补肝肾、益精血、调控血压。

适用于更年期高血压患者。

# 体脂率升高，预防血脂异常

随着雌激素水平的下降，更年期女性血管的天然保护屏障消失，血脂就会增高，容易出现血脂异常问题。

## 注意这些早期症状

☑ 眼周出现睑黄瘤

☑ 腹部肥胖

☑ 总胆固醇、甘油三酯值偏高

## 更年期女性容易患血脂异常的原因

女性进入更年期后，随着雌激素水平的下降，血管天然的保护屏障消失，血脂就会增高，动脉粥样硬化的进程也开始加速。

长期不良的生活习惯、精神过度紧张等精神因素也容易引起血脂升高。

## 预防血脂异常的饮食原则

1. 在外就餐时，不点预先过油的菜。除了避开油炸食物，还应尽量少点或不点预先过油的食物，如糖醋里脊、红烧带鱼、地三鲜等。这些菜虽然菜名里没有"炸"字，但其中的肉、鱼、菜等一般会先过油，常被大家忽视。在家自己做饭，也要注意减少烹制此类菜肴。

2. 吃菜前先滤去油脂。如果一盘菜看起来油汪汪的，最好把表面多余的油脂滤去，或将菜用水短暂浸泡后再吃。

3. 注意荤素搭配。建议多吃绿叶菜，吃肉时尽量选择精瘦肉，避免饱和脂肪酸摄入过多。

### 每天快走 1 小时，可预防血脂异常

所谓快走，即在 12 分钟内走完 1 千米。相关研究发现，每天坚持快走的女性，患血脂异常的风险较低。

温馨提示：有些女性每天开车上下班，那么可以增加中午和晚上的运动量。不能仅仅做无氧运动，要适当增加有氧运动。

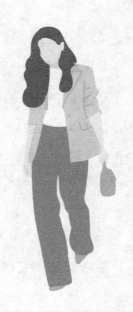

### 预防更年期血脂异常的穴位

**足三里穴**

按摩该穴可宁心安神、通经活络、调控血脂。

足三里穴位于小腿外侧，犊鼻穴（髌骨韧带外侧凹陷中）下 3 寸处。

涂点红花油在穴位处，每天早晚用食指按揉 5~10 分钟。

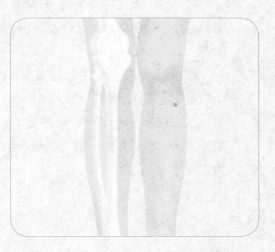

### 中医食养建议

**山楂粥**

山楂 40 克，大米 100 克，白糖少许。先将洗净的山楂放入砂锅煎取浓汁，然后加入淘洗干净的大米煮粥，调入少许白糖。

可在两餐之间当加餐食用，不宜空腹食用。

适用于更年期血脂异常患者。

# 心前区疼痛，预防心脑血管疾病

女性进入更年期后，脏腑的调节功能减弱，气血不足，很容易患心脑血管疾病。

## 注意这些早期症状

☑ 胸闷，心慌，气短

☑ 血压波动

☑ 头晕，眼花，失眠，乏力

## 更年期女性容易患心脑血管疾病的原因

女性体内的雌激素可以帮助保护心血管系统的健康。进入更年期后，女性体内的雌激素水平下降，这会对心血管系统产生不利影响，可能会导致血管内皮细胞功能受损，这是血管的重要发病机制之一；还可能导致血管壁变薄和硬化，这会增加心脏病的发生风险。

更年期女性往往会出现体重增加、腰围增大、脂质代谢异常、糖代谢异常、炎症反应增强等问题，这些问题都可能增加心脑血管疾病的发生风险。

## 如何预防更年期心脑血管疾病

1. 养成健康的生活方式。合理饮食，饮食应低热量、低脂肪、低糖、低盐，减少碳水化合物的摄入，增加膳食纤维、维生素的摄入。拒绝吸烟与被动吸烟；限量饮酒。适量运动，改善心理状态。保持理想体重。

2. 必要时进行激素补充治疗，降低心脑血管疾病发生风险。

3. 进行心脑血管疾病及其危险因素的筛查，尽量做到早预防、早发现、早治疗。

### 坚持有氧运动"三五七"原则，让心脑血管更强健

有氧运动是一种以增加心率和呼吸速率为特征的运动，可以增强心肺功能，提高身体代谢率，促进脂肪燃烧，有助于降低体内的胆固醇和甘油三酯水平。有氧运动还有助于降低血压，改善血液循环，增强免疫力。

有氧运动"三五七"原则

| 三 | 五 | 七 |
| --- | --- | --- |
| 每天要步行 3000 米以上，且保证运动时间在 30 分钟以上。 | 每周要运动 5 次以上。 | 运动后心率 + 年龄 ≈ 170。举例说明：50 岁的人运动后心率最好达到 120 次 / 分。 |

坚持每天适当进行有氧运动，步行、慢跑、游泳、骑车等都是不错的选择。实际上，快走 30 分钟左右，让身体微微出汗，就能达到很好的锻炼效果。

### 预防更年期心脑血管疾病的穴位

内关穴

按摩该穴可强心、调节心律、缓解胸闷，预防心脑血管疾病。

内关穴位于前臂前区，腕掌侧远端横纹上 2 寸，掌长肌腱与桡侧腕屈肌腱之间。

用力不停点按内关穴，每次 3 分钟，间歇 1 分钟，可缓解心绞痛。

### 中医食养建议

双耳汤

取干银耳、干木耳各 5 克。将银耳、木耳放温水中浸泡，洗净蒸熟。每日 1 剂，分数次食用。

可益气滋阴、调控血脂，有助于防治心脑血管疾病。

适用于更年期心脑血管疾病患者。

# 关节部位红、肿、热、痛，预防高尿酸血症

一般来说，女性患高尿酸血症的风险低于男性，但更年期女性体内激素水平紊乱，容易导致代谢率减慢，引起尿酸升高。

## 注意这些早期症状

☑ 体检时尿酸偏高

☑ 关节部位红、肿、热、痛

## 更年期女性尿酸偏高的原因

更年期女性体内激素水平紊乱，很容易导致代谢率减慢，从而引起尿酸升高，这属于生理性的尿酸升高。

更年期女性尿酸升高也有可能是病理性因素引起的，如患有肾脏疾病就会引起尿酸升高，此时需要及时治疗。

平时经常吃高嘌呤食物也是常见的导致尿酸升高的原因。

## 更年期女性尿酸偏高应该如何改善

1. 适当运动，但尽量避免做剧烈运动，最好选择快走、游泳、打太极拳等有氧运动。

2. 多喝白开水，每天的排尿量控制在 2000 毫升左右。不饮浓茶、咖啡。

3. 多吃素。多吃蔬菜，适当选择低果糖水果。豆类也应定量摄入。

4. 少吃肉。动物脂肪和动物蛋白是其他食物不可代替的，也是人体所必需的，但一定要控制好量。海鲜、动物内脏要严格禁忌。

5. 严格戒酒。啤酒、白酒等都要避免饮用。

6. 劳逸结合，保证高质量睡眠，放松心态，乐观面对。

**肉类嘌呤高，这样做可以降嘌呤，饮食更健康**

选择猪肉、牛肉、羊肉等畜肉时，可以选择瘦肉，不要肥肉。

先把瘦肉切成片，上盐，不要提前用油或淀粉处理，这样可以把肉里的水分脱出来一部分。然后用水煮肉，把汤倒掉，只吃肉。

嘌呤易溶于水，因此肉里的嘌呤物质会大量溶解在水里。吃这样的水煮肉更健康。

**温馨提示：虽然豆类食材有的也含有较高的嘌呤，如大豆、黑豆、绿豆等，但只要控制好食用量，一般对血尿酸影响不大，还能补充钙、植物雌激素。大豆做成豆腐、豆浆就可以大大降低其嘌呤含量。**

## 预防高尿酸血症的穴位

### 委中穴

按摩该穴可排毒祛湿，预防关节处尿酸沉积。

委中穴位于膝后区腘横纹的中点处。

用拇指指腹按压穴位2~3分钟，以局部酸胀为宜。

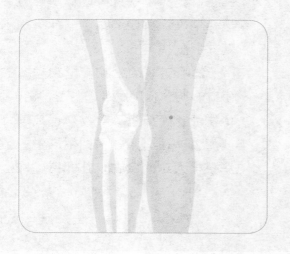

## 中医食养建议

### 薏米冬瓜汤

取薏米50克，冬瓜150克。薏米用清水泡4~5小时备用；冬瓜洗净，切块。薏米入锅，加适量清水大火烧开后，转小火煮熟至开花，汤稍微变白，下入冬瓜块转大火烧开，再转中火煮2分钟即可出锅。

适用于更年期尿酸偏高人群。

# 记忆力减退，预防阿尔茨海默病

阿尔茨海默病是引起记忆力减退最常见的疾病，在老年人群中，大约 5% 的人会得这种疾病。一旦得了这种疾病，人的记忆力、思维判断能力等会逐渐丧失。

## 注意这些早期症状

☑ 记忆力减退，常表现为近期记忆障碍，做事丢三落四

☑ 语言表达出现障碍

☑ 判断力受损

## 更年期需预防阿尔茨海默病的原因

人体内自然水平的雌激素和黄体酮可以帮助保护大脑，大脑中存在的特定蛋白质会与这些激素相互作用，而大脑自身也能产生一定水平的雌激素和黄体酮。女性进入更年期后，性激素水平急剧下降，大脑可能会因此而发生变化，这可能就是更年期阿尔茨海默病的发病原因之一。

## 如何预防阿尔茨海默病

1. 经常锻炼大脑。从事有益的脑力劳动，在愉悦的情绪中挑战记忆，可有效预防阿尔茨海默病的发生。最新的研究表明，经过脑力任务训练的人，认知功能会得到显著提高。

2. 坚持健康的生活方式，包括改善工作条件，养成良好的生活习惯，戒烟限酒，合理安排饮食，加强营养，科学锻炼身体，注意劳逸结合，确保身体健康、精神状态乐观向上。

3. 吃有益的食物。越来越多的研究表明，食用绿茶、蓝莓、葡萄、橄榄油、深海鱼等食物对远离阿尔茨海默病很有帮助。在生活中应多注意摄入这些食物，并保持多样性饮食。

**每天 5 分钟旋转手指操，防失智很管用**

有规律地练习手指操可以延缓脑细胞退化，改善记忆力、思维能力。

双手五指相对，拇指分开绕圈旋转，其余四指继续紧密贴合在一起，不要分开。以此类推，旋转食指、中指、无名指、小指。旋转手指时，注意力集中在手指上，默数 5 次。

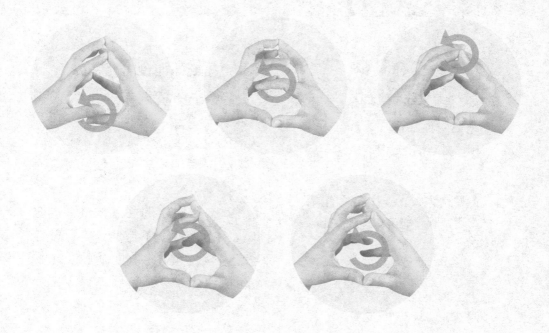

## 中医食养建议

扁豆米粥

取扁豆 20 克，大米 50 克。扁豆洗净切段，置于锅中，加清水 500 毫升，加淘洗后的大米，大火煮至水开，转小火煮 30 分钟即可。趁热食用。

适用于记忆力减退的更年期人群。

## 乳房疼痛，预防乳腺癌

由于受内分泌紊乱、脂肪代谢紊乱等的影响，更年期女性容易患上乳腺癌。

### 注意这些早期症状

- ☑ 乳房出现肿块，像石头一样硬，并且活动性不好，难以用手推动，生长速度快

- ☑ 皮肤异常，出现凸起、凹陷，呈酒窝状、橘皮状，皮肤出现褶皱、回缩等

- ☑ 在非哺乳期，乳房顶端产生无色或血性的浆状分泌物或者溢液

### 为什么说更年期女性患乳腺癌的风险较大

在更年期，女性的乳腺组织逐渐萎缩，容易出现增生，女性易患上乳腺疾病；而卵巢功能逐渐衰退，导致内分泌紊乱、代谢异常，容易引起超重、肥胖等问题，使乳腺癌的患病风险增大。

### 更年期如何预防乳腺癌

1.更年期女性每年进行一次乳腺 X 射线检查（钼靶检查），40 岁以下的女性至少每三年检查一次。有乳腺癌家族病史的女性更应该尽早开始接受检查。

2.坚持健康的生活方式。合理饮食，不吸烟，不过度饮酒，注意劳逸结合，保证充足的睡眠，不熬夜，加强体育锻炼。

3.避免肥胖。坚持低脂饮食，多运动，保持健康体重。

4.保持积极向上的人生态度和良好的情绪。

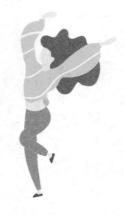

### 适当运动有助于预防乳腺癌

研究表明，适当运动可以降低乳腺癌的发病风险。每周运动4小时以上，就能取得良好的预防乳腺癌的效果。对于处于闭经期之前、体重正常的女性来说，运动的效果更为明显。建议更年期女性每周运动不少于5次，每次不少于30分钟。

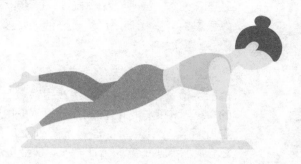

## 预防乳腺癌的穴位

**天池穴**

按摩该穴可疏通局部气血，有助于预防乳腺癌。

天池穴位于第四肋间隙，乳头外1寸，前正中线旁开5寸处。

用拇指指腹按揉天池穴，按顺时针方向按摩50次，然后按逆时针方向按摩50次。建议在专业人士指导下进行按摩。

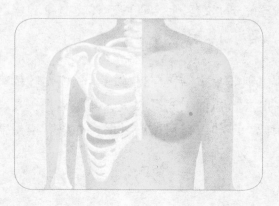

## 中医食养建议

**花椒鸡蓉汤**

取花椒50克，鸡肉300克，当归适量。提前一天将花椒浸泡，浸泡后，用清水将花椒煮半小时，再加入切好的鸡肉片和适量的当归，将鸡肉炖熟后即可食用。

适用于有乳腺增生、乳腺结节的更年期女性。

**乳房自查的方法及顺序**

乳房自查可以在早期发现乳腺癌，一般建议女性在每个月的月经后进行自查。具体步骤如下。

| | |
|---|---|
| 1. 观察 | 站在镜子前，双手放在腰部，观察乳房的形状、大小、颜色是否有变化，是否有皮肤凹陷、颜色变化、乳头凹陷等异常现象 |
| 2. 触摸 | 用右手检查左侧的乳房，用左手检查右侧的乳房，用手的食指、中指、无名指三指的指腹去触摸乳房。触摸一定要轻柔，不要用手捏，按照外上、外下、内下、内上、乳头周围的方向依次触摸，检查是否有硬块或结节 |
| 3. 挤压 | 用手指轻轻地挤压乳头，观察是否有分泌物。如果出现异常分泌物，应及时就医 |
| 4. 检查腋下淋巴结 | 用手指轻柔地检查腋下淋巴结是否有肿大、硬块等异常情况 |

建议更年期女性每个月都进行一次乳房自查，最好在月经后的第7~10天进行。如果已经绝经，可以在每个月固定的一天进行自查。乳房自查时发现异常情况应及时就医。需要注意的是，乳房自查并不能完全排除患乳腺癌的可能性，更年期女性还应定期进行钼靶检查。

**特别提醒：女性乳房的腺体组织非常丰富，盲目按摩容易损伤腺体组织和乳腺管，会导致乳腺疼痛、肿胀，进而引起乳腺炎、乳腺增生，长期盲目按摩甚至会引起乳腺癌。因此，不建议盲目按摩乳房，如果乳房出现不适，要及时就医。**

第
三
章

# 围绝经期，
# 关于激素疗法

## 什么时候该用激素，
## 答疑解惑、不迷茫

# 为什么要进行激素补充治疗

卵巢分泌的几种激素分别是：雌激素、孕激素和雄激素。其中雌激素在女性激素中起主导性的作用。

雌激素缺乏是更年期女性激素的显著特点。

## 激素缺乏会导致哪些健康问题

### 出现心血管疾病

进入更年期后，女性体内的雌激素水平下降，可能会导致血管内皮细胞功能受损，还可能导致血管壁变薄和硬化，很容易引发心血管疾病。早期激素补充治疗可作为心血管疾病的初级预防手段。

### 出现骨质疏松

更年期女性雌激素水平下降，骨量会大量丢失。这时如果给予补钙治疗，可以减少骨质疏松的发病率，如果激素补充治疗与补钙治疗同时进行，对减少骨量流失来说效果更加明显。

### 体重增长

雌激素分泌减少会导致人体基础代谢率下降，比如年轻时消耗一个馒头的热量可能只需要2小时，而更年期消耗一个馒头的热量可能需要4小时。激素补充治疗可以改善人体基础代谢率下降的问题。

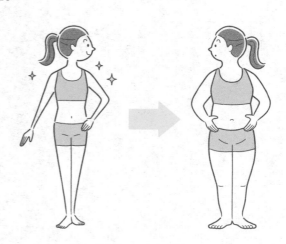

### 出现阿尔茨海默病

雌激素对大脑功能的影响主要表现在：雌激素有保护神经的作用；雌激素有扩张血管的作用，可改善大脑血液供给；雌激素促进多种神经递质的合成。

此外，雌激素缺乏会导致女性皮肤出现更多皱纹、头发花白、体格不再挺拔。

综上所述，更年期保健及干预治疗十分重要。适时给予激素补充治疗有利于延缓衰老、预防慢病。

## 如何判断到底要不要进行激素补充治疗

更年期女性到底要不要进行激素补充治疗，需要结合个人的情况来定，如果体内激素没有明显变化，可以先进行日常调理；如果体内激素出现严重紊乱，则需要进行激素补充治疗。

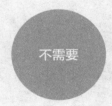
**不需要** 如果体内激素没有明显变化，只是出现了轻微的紊乱，可以先进行日常调理，改善日常的生活习惯，比如经常参加户外锻炼，避免熬夜，注意饮食的营养与健康，保持良好的心态，这有助于维持体内激素的平衡。

**需要** 如果体内激素出现了严重紊乱，常伴有脾气暴躁、潮热、月经失调、痛经等严重症状，甚至性功能也受到影响，但日常调理不能改善以上症状，则需要应用激素类药物干预治疗，以维持体内激素平衡，从而改善上述症状。

# 激素补充治疗的一些传言，要注意分辨

## 更年期忍一忍就过去了吗

不是。中国女性的平均更年期症状持续时间是 4.5 年。及时缓解更年期的症状，更利于之后的老年生活。

## 补充雌激素会发胖吗

不会。雌激素是一根"指挥棒"，指挥脂肪的重新分布，包括脂肪的数量、体积和分布。雌激素减少时，在总体重不变的情况下，脂肪分布会发生变化，脂肪囤积在腹部和内脏，容易引发心血管疾病。

## 补充雌激素会增加患癌风险吗

不会。激素补充治疗在历史上确实增加了子宫内膜癌的发生率，但那已是历史。现在的治疗，在补雌激素的同时增加了孕激素，在治疗过程中甚至发现由于增加了孕激素，子宫内膜癌发生的概率减少了。因此，在医生的帮助下，合理进行激素补充治疗不会额外增加子宫内膜癌的发生风险。

乳腺癌是困扰中年女性的第一大癌，从历史数据来看，雌激素对其造成的影响远远小于不良生活方式对其造成的影响。

## 药补不如食补，用食物补充雌激素更好吗

不对。豆制品中的大豆异黄酮有微弱的植物雌激素作用，但效率太低，而且含量甚微。蜂王浆中也有少量雌激素，100 克蜂王浆仅含有 0.8 微克的雌激素，靠食补的话，量微乎其微。因此，还是要在医生的指导下服用相应的药物。

## 一进入围绝经期就要开始补充雌激素吗

不是。围绝经期（进入围绝经期的表现：10 个月经周期里，出现 2 次相邻周期长度变异大于 7 天）可以进行激素补充治疗，但不是一开始就要进行。

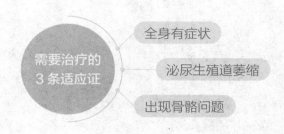

补充雌激素的最佳窗口期是绝经 10 年以内或 60 岁之前。

## 可以自己购买雌激素吗

不可以。雌激素是处方药，而且每个人的情况不一样，要在医生指导下使用。

## 激素补充治疗过程中有不良反应要立即停药吗

一般不需要。不良反应一般有非预期出血、乳房疼痛、腹部有下坠感等。发生这些反应通常是因为在刚开始应用激素的时候，身体对激素有一个反应过程，也可能是因为没有找到最适合的剂量、剂型。在医生指导下，经过一个调整和磨合期，通常可以消除这些不良反应并达到治疗的效果。

# 更年期激素补充治疗药物和用药方案

　　更年期激素补充治疗（即激素替代治疗，HRT）用两种激素：雌激素和孕激素。雌激素负责治疗症状，孕激素负责保护子宫。

　　在女性的生育期，雌激素和孕激素是一对好搭档。卵巢分泌雌激素，使子宫内膜增厚，在排卵后分泌孕激素，使子宫内膜发生变化，变得松软，富有营养，如果怀孕，孕激素抑制子宫收缩，保护胎儿成长；如果不怀孕，内膜脱落来月经，这样，子宫内膜就不会持续增长发生癌变。

## 激素补充治疗药物有哪些

　　用于激素补充治疗的药物有好几个种类，它们在缓解更年期症状方面的效果都差不多，只是在额外好处或不良反应方面稍有不同。常用的雌、孕激素有以下几种。

**雌激素**

**口服型**

有结合雌激素和戊酸雌二醇。目前国内用的是戊酸雌二醇。口服药物使用方便，符合大部分人的用药习惯，而且有助于降低胆固醇。

**经皮肤吸收型**

有贴片和凝胶，雌激素经皮肤吸收进入体内。贴片有半水合雌二醇贴片、雌二醇缓释贴片，贴在皮肤上，每周更换一次；凝胶为雌二醇凝胶，涂在皮肤上，每天一次。经皮肤吸收可以避免肝脏的首过效应，可以降低甘油三酯，对血栓的影响小，对肝胆功能障碍、甘油三酯高、有糖尿病和高血压、有血栓高危因素者更安全。

### 经阴道用药型

有结合雌激素乳膏、雌三醇软膏、普罗雌烯乳膏 / 胶丸等，经阴道局部用药，可以明显改善泌尿生殖道萎缩症状，对全身（包括乳腺和子宫）影响小，适用于有阴道、尿道局部症状者。

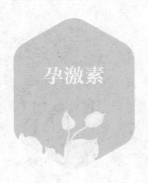

**孕激素**

### 天然的

黄体酮胶囊，不增加患乳腺癌风险，有较好的镇静和催眠作用，宜在睡前服用。

### 人工合成的

地屈孕酮：非常接近天然，不影响糖代谢，患乳腺癌风险低，保护子宫内膜效果好，最常用。

醋酸甲羟孕酮：比较接近天然，价格便宜，但长期使用可能对糖代谢、肝功能和乳腺有影响，很少用于激素补充治疗。

左炔诺孕酮宫内缓释节育系统，即曼月乐环，含有左炔诺孕酮（一种孕激素），每天定量释放到子宫腔，起到保护子宫内膜的作用，常用于治疗子宫腺肌病和更年期月经紊乱。

**雌、孕激素复方制剂**

雌二醇 / 雌二醇地屈孕酮：每盒 28 片，有 1/10、2/10 两种剂型。1/10 为 14 片白色片（每片含 $17\beta$ - 雌二醇 1mg）、14 片灰色片（每片含 $17\beta$ - 雌二醇 1mg、地屈孕酮 10mg）；2/10 为 14 片砖红色片（每片含 $17\beta$ - 雌二醇 2mg）、14 片淡黄色片（每片含 $17\beta$ - 雌二醇 2mg、地屈孕酮 10mg）。在复方制剂中最接近天然，最常用。

戊酸雌二醇 / 雌二醇环丙孕酮：每盒 21 片。11 片白色片，每片含戊酸雌二醇 2mg；10 片浅橙红色片，每片含戊酸雌二醇 2mg、醋酸环丙孕酮 1mg。环丙孕酮由人工合成，有降雄激素的功效。

雌二醇屈螺酮：每盒 28 片，每片含雌二醇 1mg、屈螺酮 2mg。屈螺酮有抗水钠潴留的作用，对平稳血压有好处。

替勃龙：本身不属于雌激素或孕激素，但口服后在体内可以转化为具有雌激素、孕激素和雄激素样活性的物质，缓解更年期症状的效果与雌、孕激素联合应用相似，对子宫内膜和乳腺的刺激小，非预期阴道出血少，患乳腺癌风险小，还可以降低胆固醇和甘油三酯水平，以及改善性欲。

# 激素补充治疗需遵循 7 大原则

### 原则 1 : "窗口期" 开始使用

在月经刚出现紊乱，伴有潮热、盗汗等症状的时候，就可以开始用激素了，可以让机体一直处于有雌激素保护的状态中。

"窗口期" 即 60 岁之内，或者绝经 10 年之内。"窗口期" 开始用，获益更大，风险更小。

### 原则 2 : 使用最低有效剂量

一般情况下，任何药物使用剂量越低，不良反应越少，但前提是要保证有效果。对于激素，通常是根据情况从常规剂量或者更低一点的剂量开始应用，然后看改善症状的效果，再给予增量或减量，找到一个平衡点：有效且是最低剂量。

### 原则 3 : 使用天然的或接近天然的激素

越是天然的，不良反应越少。

### 原则 4： 个体化原则

根据每个人的具体情况，选择个体化的用药方案。

在更年期早期，仅有月经紊乱，其他症状不明显的时候，只使用孕激素，或放置曼月乐环，无须用雌激素。

出现更年期症状，或在绝经早期还想有月经，选用雌激素加后半周期孕激素的序贯方案。

绝经后不想有月经，选用全周期雌激素加孕激素的连续联合方案，或替勃龙。

存在血栓风险，或有胆结石、胆囊息肉等情况的，选用经皮肤吸收的雌激素（贴片或者凝胶）更安全。

年纪大，有阴道干涩、反复阴道炎、反复尿道炎等泌尿生殖道症状的患者，可给予阴道局部用药。

### 原则 5： 有子宫的女性要加用孕激素

如果不用孕激素，雌激素持续刺激子宫内膜，会有患子宫内膜癌的风险。所以，有子宫的女性一定要加用足量足疗程的孕激素，或放置曼月乐环，以保护子宫内膜。

已经切除子宫的女性，单用雌激素即可，无须加用孕激素。

### 原则 6： 使用期限没有限定

目前对激素补充治疗的期限没有限定，只要每年评估没有出现新的禁忌证，获益大于风险，可以一直用药。

### 原则 7： 年轻的绝经女性需要加大用药剂量

小于 40 岁绝经，称为卵巢早衰（多因早发性卵巢功能不全或手术切除卵巢、放射 / 感染损坏卵巢引起），对健康的损害大，只要没有禁忌证，都要进行激素补充治疗，且剂量要比常规药量更大，至少要用到平均绝经年龄，即 50 岁左右，之后按照正常绝经女性的标准进行评估后，再决定要不要继续使用。

# 常用的激素补充治疗方案

### 单用孕激素

更年期出现月经紊乱，但没有其他更年期相关症状时，单独使用孕激素调经，可根据情况在月经后半周期使用 10~14 天，或从月经第 5 天起使用 20 天，或放置曼月乐环。

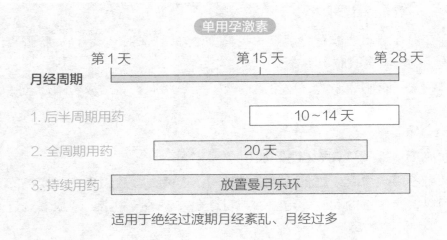

适用于绝经过渡期月经紊乱、月经过多

### 雌孕激素序贯方案（来月经）

1. 连续序贯，每个周期用药 28 天。

适用于更年期、绝经早期希望来月经者。

（1）雌二醇／雌二醇地屈孕酮连续序贯：先服白色片或砖红色片 14 天，再服灰色片或淡黄色片 14 天，服完后接着服第二盒，不间断。一般在灰色片或淡黄色片服完后来月经（也可能服完前来）。

（2）雌激素＋孕激素连续序贯：每天使用雌二醇片或雌二醇凝胶，一直不停药，从第 15 天起，每天加服地屈孕酮或黄体酮，共服 14 天停药，以后每隔 14 天加服地屈孕酮或黄体酮 14 天。一般在孕激素服完后来月经（也可能服完前来）。如果用雌二醇贴片，则每周贴一次，2 周后每天加服地屈孕酮或黄体酮，共服 14 天停药，以后每隔 2 周加服地屈孕酮或黄体酮 14 天。

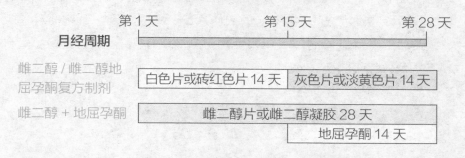

**月经周期**

第1天　　　　　　　第15天　　　　　　　第28天

雌二醇 / 雌二醇地屈孕酮复方制剂

| 白色片或砖红色片 14 天 | 灰色片或淡黄色片 14 天 |

雌二醇 + 地屈孕酮

| 雌二醇片或雌二醇凝胶 28 天 |
| 地屈孕酮 14 天 |

适用于绝经过渡期 / 绝经早期希望来月经的女性

2. 周期序贯，每个周期用药 21 天。

适用于更年期早期。

（1）雌激素 + 孕激素周期序贯：从月经第 5 天起，每天使用雌二醇或雌二醇凝胶，共用 21 天停药；从月经第 14 天起（即用雌激素第 10 天起），每天加服地屈孕酮或黄体酮，共服 12 天停药。下次来月经第 5 天再开始应用以上服药方案。

（2）戊酸雌二醇 / 雌二醇环丙孕酮周期序贯：从月经第 5 天起服用，每天 1 片，先服白色片 11 天，再服浅橙红色片 10 天，服 21 天停药。下次来月经第 5 天，或隔 7 天再开始服下一盒。

周期序贯方案（每个周期 21 天）

**月经周期**

第1天　　　　　　　第14天　　　　　　　第28天

　　　第5天　　　　　　　　　　　第25天

雌激素 + 孕激素

| 雌二醇片或雌二醇凝胶 21 天 |
| 地屈孕酮 12 天 |

戊酸雌二醇 / 雌二醇环丙孕酮复方制剂

| 白色片 11 天 | 浅橙红色片 10 天 |

适用于绝经过渡期早期

### 雌孕激素连续联合方案（不来月经）

适用于绝经后不愿意来月经者，及子宫内膜异位症、子宫腺肌病患者。

1. 雌激素 + 孕激素连续联合：每天使用雌二醇片或雌二醇凝胶，或每周贴一次雌二醇贴片，同时每天口服地屈孕酮或黄体酮，或放置曼月乐环。

2. 替勃龙：每天服药。

3. 雌二醇屈螺酮：每天服药。

连续联合（每天用药）

**月经周期：不来月经**

| | |
|---|---|
| 雌二醇 + 地屈孕酮 | 雌二醇片或雌二醇凝胶每天 |
| | 地屈孕酮每天，或曼月乐环 |
| 雌二醇屈螺酮复方制剂 | 每天 |
| 替勃龙 | 每天 |

适用于绝经后，子宫内膜异位症、子宫腺肌病

### 单用雌激素

已经切除子宫者，只需单独使用雌激素。

单用雌激素（每天用药）

**月经周期：子宫已经切除，无月经**

| |
|---|
| 雌二醇片或雌二醇凝胶每天 |

适用于已经切除子宫者

### 阴道局部用药

适用于有阴道、尿道局部症状者。开始时可将雌激素胶丸塞入阴道深处，或取适量雌激素软膏涂于阴道口、尿道口周围和阴道内，每天睡前一次，症状改善后隔天一次，以后可以每周 2 次。

# 那些关于激素补充治疗的疑虑

## 补充激素后会有什么不良反应

用药后可能会出现乳房胀痛、胃肠道不适、白带增多等不良反应，不用紧张，如果症状较重，可以求助医生对症处理。

如果使用不来月经的方案却出现阴道出血的情况，或者使用来月经的方案出现月经不规律的情况，要及时看医生。

## 补充激素后来月经了，会怀孕吗

绝经本质上是卵巢功能减退，失去了排卵的能力，补充激素后来月经，是因为激素使子宫内膜有了增生和脱落的反应，而不是卵巢排卵了，所以不会怀孕。

但是，如果在更年期的早期，月经开始紊乱但还没有完全绝经，此时补充激素偶尔也会有排卵，所以也要注意避孕。

## 漏服药物了怎么办

漏服药物容易引起不规则子宫出血，所以一定不要漏服。

把药放在餐桌上、床头柜上等每天都会看到的地方，每天在固定时间用药，实在记不住的话，可以在手机上设个闹钟。如果忘了，想起时马上补上。

## 哪些人不能用或慎用激素补充治疗

任何事物均具有两面性，激素补充治疗也存在一定风险。对于年龄≥60岁或绝经已10年的女性，激素补充治疗可增加冠心病和脑卒中的发生风险，对认知功能也会产生不利影响，增加阿尔茨海默病的发生风险。

激素补充治疗期间，静脉血栓栓塞症的发生风险随年龄增长而增加，并且与肥胖成正相关；癫痫患者的发作频率也可能会增加。

所以，应用激素补充治疗时需要经医生判断是否属于禁忌或慎用人群。

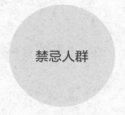

**禁忌人群**

1. 有已知或可疑妊娠者。
2. 有原因不明的阴道流血者。
3. 已知或可能患有乳腺癌者。
4. 已知或可能患有性激素依赖性恶性肿瘤者。
5. 最近 6 个月内患有活动性静脉或动脉血栓栓塞性疾病者。
6. 严重肝肾功能不全者。
7. 卟啉病、耳硬化症患者。
8. 脑膜瘤患者（禁用孕激素）。

慎用并非禁用，在应用前应咨询专业医生，共同确定是否使用。

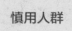

**慎用人群**

1. 子宫肌瘤患者。
2. 子宫内膜异位症患者。
3. 子宫内膜增生者。
4. 有血栓形成倾向者。
5. 胆囊疾病患者。
6. 系统性红斑狼疮患者。
7. 乳腺良性疾病患者及有乳腺癌家族史者。
8. 癫痫、偏头痛、哮喘患者。

# 第四章

## 每天进步一点点，管理 24 小时生活方式

### 抓住逆龄密码，不老、不胖、不病

# 更年期不等于变"丑"

## 抗衰老 ≠ 抗皱纹，抵抗全方位衰老

　　衰老不仅使女性脸上出现皱纹、头上出现白发，还会使女性发生身体形态变化、生理功能减退、感觉器官功能减退等一系列生理变化。抗衰老不等同于抗皱纹。

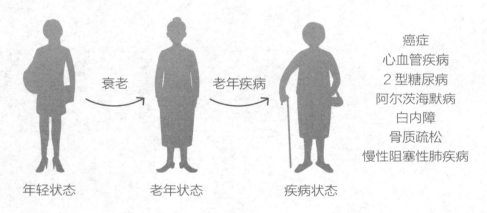

癌症
心血管疾病
2 型糖尿病
阿尔茨海默病
白内障
骨质疏松
慢性阻塞性肺疾病

年轻状态　　　　老年状态　　　　疾病状态

## 从生活细节层面，自我识别身体衰老信号

　　要想第一时间发现衰老的信号，就要时常关注自己的睡眠等各种生活习惯，时刻关注自己身体的变化。让我们看看下面的清单，先来了解一下衰老出现的信号和那些会加速衰老的不当生活习惯吧。

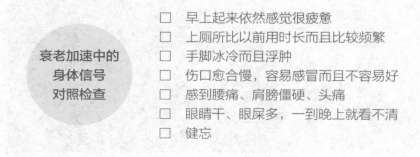

衰老加速中的
身体信号
对照检查

☐ 早上起来依然感觉很疲惫
☐ 上厕所比以前用时长而且比较频繁
☐ 手脚冰冷而且浮肿
☐ 伤口愈合慢，容易感冒而且不容易好
☐ 感到腰痛、肩膀僵硬、头痛
☐ 眼睛干、眼屎多，一到晚上就看不清
☐ 健忘

☐ 压力大，总是焦躁，难以平静
☐ 没有干劲，也懒得和人打交道
☐ 有牙周病、口臭，而且容易口干
☐ 走路变慢，快走容易喘而且感觉累
☐ 脸色不好
☐ 因为长年吸烟，经常咳嗽而且痰多

**让衰老提前的不良生活习惯对照检查**

**睡眠**

☐ 每天起床的时间都不一样
☐ 休息日就懒洋洋地在床上躺着
☐ 每晚都要醒好几次
☐ 吃完晚饭后马上入睡

**饮食**

☐ 早饭时或睡前喜欢吃零食
☐ 肚子不饿也喜欢吃一点什么
☐ 晚饭经常在 22 点以后才吃
☐ 经常吃营养品额外补充营养
☐ 吃饭速度很快
☐ 经常用面包等零食打发一顿饭
☐ 早上起来后，喜欢先喝一杯咖啡

**运动**

☐ 基本没有运动
☐ 基本乘车出行，也从来不会爬楼梯
☐ 为了健康进行一些强度过高的运动

**心理保健**

☐ 经常一个人待着
☐ 对小事也特别在意
☐ 最近基本没怎么笑过

注：上述对照检查清单引自天津科学技术出版社 2020 年 10 月出版的《更年轻：简单的习惯 不老的身体》一书。

满足 8 项以上的人，存在衰老倾向；满足 15 项以上的人，高度衰老；满足 20 项以上的人，需立即应对处理。

# 每天改变一点点，重返年轻态

## 用简单的习惯，重塑健康的身体

要想每天都保持年轻心态、充满活力，我们需要牢记与身体健康有关的知识，并选择能让身体顺畅运转的生活。

养成健康的生活习惯，应该平衡睡眠、饮食、运动这三方面的活动，并保持心情愉悦。

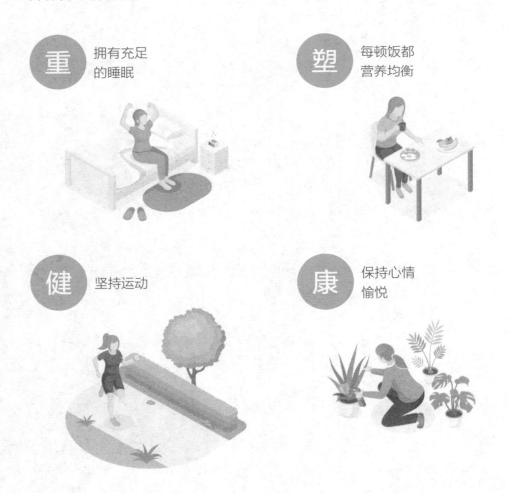

**重** 拥有充足的睡眠

**塑** 每顿饭都营养均衡

**健** 坚持运动

**康** 保持心情愉悦

## 身体老不老，一个动作就能测出来

### 闭眼单脚站立测老化

这个动作在中国民间被称为"金鸡独立"。

标准动作：双手打开，保持平衡，单脚站立于平地上，另一只脚微微向后抬起。当向后抬起的腿与地面平行时，闭上眼睛开始计时。

可以测试 2 次，取最好成绩。第一次尝试可能会有点不习惯。

### 男性标准时间

30 ~ 39 岁标准时间：9 秒

40 ~ 49 岁标准时间：8 秒

50 ~ 59 岁标准时间：7 秒

60 ~ 69 岁标准时间：5 秒

### 女性标准时间

40 ~ 49 岁标准时间：9 秒

50 ~ 59 岁标准时间：8 秒

60 ~ 69 岁标准时间：7 秒

70 ~ 79 岁标准时间：5 秒

该方法有助于判断人体老化程度，方法简便且实用性强。若你是 45 岁的女性，那么应该能站 9 秒；如果只站了 5 秒，则要担心身体老化。

# 7 小时的睡眠让身体"重启"

## 饭后 4 小时上床睡觉，脂肪不堆积

刚刚吃完饭，身体当中的血液主要集中在肠胃，帮助肠胃消化食物，如果这个时间睡觉，会影响肠胃的消化功能，还会使身体中的热量无法进行消耗，导致身体肥胖，从而引发高血压、糖尿病等疾病。

而通常 4 小时就可以把晚餐消化掉，这样就不易导致脂肪堆积。吃晚餐最佳时间是 18 点左右。

### 饭后散散步

散步即使达不到瘦身效果，也能够帮助消化，维持身材。体形较胖或胃酸过多的人饭后散步 20 分钟，可以促进胃肠消化液的分泌和食物的消化吸收，对身体健康有利。

所以，饭后即使再困也不要马上入睡。可以给自己规划好散步的时间和地点，如在公园里走上几圈，既能帮助消化，也能燃烧脂肪。等食物消化得差不多了，再睡觉。

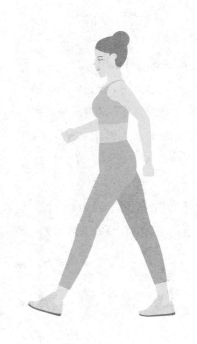

# 7 步建立规律作息，睡出年轻和美丽

| | |
|---|---|
| **第1步**<br>合理安排晚餐（17:00～18:00） | 晚餐应当以清淡、易消化的食物为主，不宜吃得过饱 |
| **第2步**<br>适当运动（18:30～19:00） | 做适量运动，微微出汗，促使体温升高一些，然后在更长的时间段内保持更低的体温 |
| **第3步**<br>做好睡眠分界（19:00～21:00） | 看看书、看看电影、听听音乐，也可以学习一段时间，活动应以放松精神、去除烦恼的项目为主 |
| **第4步**<br>开始放松身心（21:00～21:40） | 洗热水澡10分钟，水温以40℃为宜，可快速去除疲劳 |
| **第5步**<br>呼吸与想象（21:40～21:50） | 双腿盘坐，持续5分钟的冥想/正念呼吸 |
| **第6步**<br>控制冲动（21:50～22:00） | 设置手机屏幕停用时间，到时间了就锁住不再用 |
| **第7步**<br>进入睡眠（22:00～22:10） | 脑中可复盘下今天做的事情，想想自己说的话、遇到的人，然后在一种逻辑性检验完毕的平衡中安然睡去 |

# 3 次呼吸法：帮助快速入眠

失眠者头脑中会一再浮现出"睡不着该怎么办""现在不赶快睡的话，明天白天会很困，所以一定得早点睡着才行""再这样下去，不知道要失眠到几点了""今天还是一样睡不着，真讨厌"等想法，断定失眠这件事很糟糕，这会加重睡不着的困境。

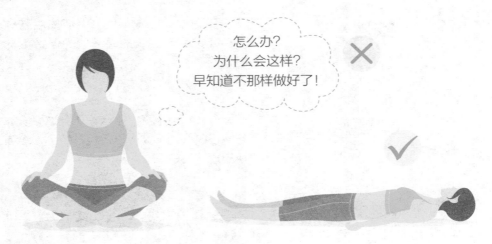

这时要摒弃杂念，将注意力专注于呼吸上。通过 3 次呼吸，放下思绪，沉沉睡去。

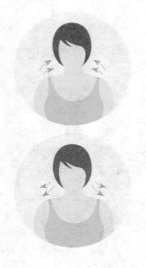

**练习方法：** 无须顾虑姿势的问题，请闭上眼睛，并将注意力放在自己的呼吸上。吸气时，留意空气会进入身体的哪个部位（进入了胸部还是腹部），以及会吸进多少空气，同时用轻缓的速度呼吸 3 次。

# 晨起做好 4 件事，一年四季都安康

早上起来，人体从代谢率最低的睡眠状态中醒来，适当运动不仅有助于提升代谢率，也能改善血液循环。

### 第一件事：3 分钟起床法

起床过快过猛，容易造成体位性低血压等情况，对心脑血管不利。所以，早上起床要"慢"，可以试试这个 3 分钟起床法：床上躺 1 分钟，靠着床头坐 1 分钟，双腿下垂再坐 1 分钟。

### 第二件事：伸个懒腰，唤醒身体

起床后，伸懒腰有助于舒展上肢、颈椎和胸部，使人感到放松、舒适。

1. 伸懒腰时，要使身体尽量舒展，四肢要伸直，全身肌肉都要用力。
2. 伸展时，尽量吸气。
3. 放松时，全身肌肉要松弛下来，同时尽量呼气，排出体内浊气。

### 第三件事：梳胆经

早起用经络梳梳头两侧胆经，可以刺激头部 20 多个穴位。每天坚持梳胆经 1~2 分钟，可以促进气血循环，还可以让我们更加清醒。

*Tips*

最好使用梳齿圆润的经络梳，不要用梳齿尖锐的梳子，否则容易伤到头皮。

### 第四件事：提肛 3 分钟

两腿分开与肩同宽，两手自然伸直放在大腿的两侧，全身放松，意守肛门，一提一缩，做 3 分钟的提肛运动。

会阴穴位于肛门附近，做提肛运动时，会阴穴随之升降。早起做提肛运动，能够强健身体，增强气血循环。

做完这 4 件事情，可以喝一杯温开水，心情也会好起来。

## 起床后 1 小时内吃早餐，让生理时钟重置

早上不吃早餐，就算睡足了也消除不了疲劳，因为吃早餐能将位于全身的生理时钟与大脑里的主时钟紧密联结起来。

起床后 1 小时内吃早餐，可统一体内时钟的步调，有效率地开始新的一天。如果体内时钟运作不一致，就算头脑已经清醒，身体却像还在睡眠一般，体内会呈现不平衡的状态。另外，不吃早餐容易导致新陈代谢变慢，让人容易变胖。

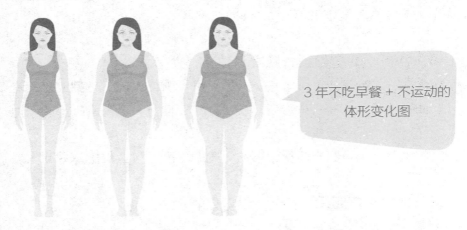

3 年不吃早餐 + 不运动的
体形变化图

### 早餐必须均衡摄入营养

早餐是一天中很重要的一餐，不用吃得特别多，但是营养价值要高。

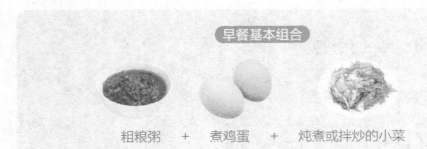

**早餐基本组合**

粗粮粥 ＋ 煮鸡蛋 ＋ 炖煮或拌炒的小菜

粗粮含有丰富的维生素和矿物质，膳食纤维也多。若不喜欢粗粮糙糙的口感，可混入一些糯米，改善口感。原本就不习惯吃早餐的话，试着从 1 片全麦面包或者 1 个苹果开始。调整生物时钟的必要条件是使肠胃蠕动起来。

## 30 分钟以内的午休让人迅速振作起来

人在午时能休息片刻的话，好处很多，午休可以让人一下午乃至晚上精力充沛。现代医学认为，午睡不仅能让大脑和全身各系统都好好休息，还可以有效地帮助人们保持心理平衡，降低心脑血管疾病的发病率。

### 午睡虽好，但要注意以下问题

虽然午睡确实能给身体带来一定的好处，但是也要注意其中暗藏的"坑"。

1.午睡时间不要太长，一般以 30 分钟为宜，最多不要超过 1 小时。

2.别趴着睡觉，以免压迫手臂和脸部，影响血液循环和神经传导，使手臂、脸部发麻甚至感到酸痛。如果不加注意，时间长了会演变成局部神经麻痹或使脸部变形。

3.饭后不要马上午睡，因为饭后消化系统处于工作状态，这时候午睡会减弱消化功能，有可能诱发胃炎甚至反流性食管炎。饭后至少应等 10 分钟再午睡。

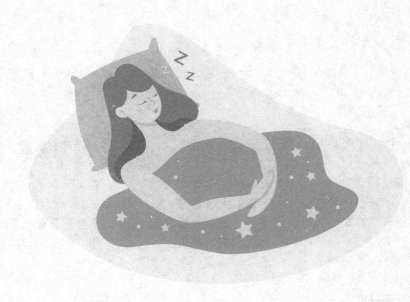

# 16 小时内的三餐合理安排，重塑易瘦体质

## 6 点起床后先喝一杯温开水

血液黏稠的一个重要原因就是体内缺水。夜间失水最为严重，血小板凝聚力与黏附力加强，因而清晨是脑血栓的发病高峰时间。早上起床后最好先喝一杯温开水。

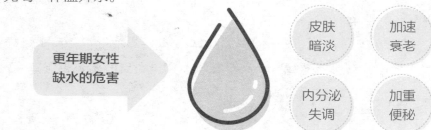

更年期女性缺水的危害

皮肤暗淡　加速衰老　内分泌失调　加重便秘

## 更年期女性如何喝水

《中国居民膳食指南（2022）》建议低身体活动水平的成年人每天饮水1500～1700 毫升，即每天喝水 7～8 杯。

| 什么时间喝水？ | 怎样喝水？ | 喝什么样的水？ |
| --- | --- | --- |
| 常规建议：早晨起床一杯（200 毫升）、晚上睡前一杯（200 毫升）。其余的水在一天内尽可能均匀地分成 6～7 次饮用，也可通过喝汤饮茶补充水分。 | 不渴：也要喝水<br>感冒：大量喝白开水<br>肥胖：饭前大量喝水<br>烦躁：多喝花茶水<br>便秘：大量喝水 | 建议饮水的适宜温度在 10～40℃，温开水不会过于刺激肠道蠕动，也不易造成血管收缩。 |

# 首选奶制品或大豆制品，补充蛋白质

更年期女性要注意补充蛋白质，要把奶制品、大豆制品当作早餐膳食组成的必需品。更年期女性最好养成早餐喝牛奶、吃奶酪或喝酸奶等习惯，保证优质蛋白质和钙的摄入。对于没有形成喝奶习惯的中国更年期女性，喝豆浆或豆奶是比较好的选择。

### 选择多种奶制品

与液态奶相比，酸奶、奶酪、奶粉有不同风味，又有不同的蛋白质浓度，都可以选择。

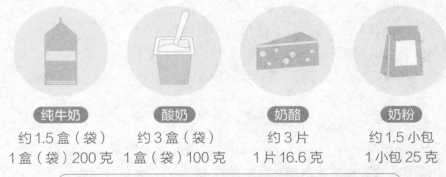

| 纯牛奶 | 酸奶 | 奶酪 | 奶粉 |
|---|---|---|---|
| 约1.5盒（袋） | 约3盒（袋） | 约3片 | 约1.5小包 |
| 1盒（袋）200克 | 1盒（袋）100克 | 1片16.6克 | 1小包25克 |

每天相当于300克液态奶的奶制品（以钙含量为基准）

### 大豆及其制品，可以换着花样经常吃

每周可轮换食用豆腐、豆腐干、豆腐丝等豆制品，既变换口味，又能满足营养需求。

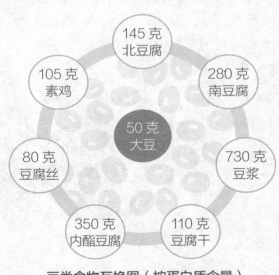

145 克
北豆腐

105 克
素鸡

280 克
南豆腐

50 克
大豆

80 克
豆腐丝

730 克
豆浆

350 克
内酯豆腐

110 克
豆腐干

豆类食物互换图（按蛋白质含量）

# 8点早餐：避免血糖上升，选全谷物类食物

全谷物保留了天然谷物的全部成分，营养丰富，还有助于控制血糖，早餐主食最好选择全谷物类食物。

### 为什么选择全谷物

更年期女性非常容易发生胰岛素抵抗，建议将全谷物类食物作为主食，粗细粮搭配食用。

★ 现在居民饮食中精制谷物摄入太多，易增加糖尿病的发病风险。

★ 精制谷物微量营养素丢失多，而全谷物可以为人体提供更丰富的B族维生素和膳食纤维等营养素，有益于人体健康。

★ 全谷物对于调节肠道菌群有益。

### 将全谷物、杂豆作为膳食重要组成部分

1. 全谷物，膳食好搭档：推荐每天吃全谷物类食物50～150克，相当于一天谷物的1/4～1/3。

2. 巧用红豆、绿豆和花豆：杂豆可以和主食搭配食用，不但有助于提供更丰富的膳食纤维、B族维生素、钾、镁，还可提高蛋白质互补作用。

3. 巧用现代炊具：全谷物入口感觉粗糙，杂豆不好煮熟。可发挥现代炊具的作用来改善口感，例如用豆浆机制作全谷米糊，用电饭煲、高压锅烹煮八宝粥等。

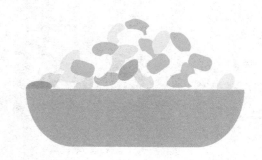

# 七成饱的秘密

吃饭七成饱就能保证足够的营养摄入，长期坚持吃饭七成饱，不仅有助于控制体重，还有利于身体健康。

### 细嚼慢咽，增加咀嚼次数

细嚼慢咽能延长用餐时间，刺激控制食欲的神经中枢。最好保证每口饭菜咀嚼 20 次。

### 一心一意，专心吃饭

吃饭的时候集中注意力，尽量不聊天、不读书看报、不玩手机和电脑。

### 选择尺寸较小的餐具

选择小一点的碗和汤匙，每次盛饭少一些，减少总食量。

### 吃"体积"大、含水量高的低热量食物

富含膳食纤维的蔬果、五谷杂粮等，能让人快速拥有饱腹感，并且不会让人体吸收过多的热量。

### 每餐在固定时间吃

每餐在固定时间吃，可以避免太饿后吃得过快过多。一般情况下，早餐安排在 6:30~8:30，午餐安排在 11:30~13:30，晚餐安排在 18:00~19:00。

### 每餐用时不少于 20 分钟

大脑神经接收饱腹信号通常需要 20 分钟左右，如果匆匆结束一餐，大脑来不及提醒你"已经饱了"，会导致热量摄入超标。

## 12点午餐：控制淀粉类食物摄入量，多吃蔬果

吃午餐时，淀粉类食物不要吃太多，应该多吃些蔬果来补充维生素。

对于进入更年期的女性来说，多吃新鲜的蔬果很有必要，因为蔬果所含有的维生素C能够清除自由基，减少自由基对身体的伤害。

### 如何挑选蔬果

**重"鲜"**

新鲜应季的蔬果水分含量高、营养丰富、味道清新，食用这样的新鲜蔬果，对人体健康益处多。

**选"色"**

蔬菜可分为深色蔬菜和浅色蔬菜。深色蔬菜指深绿色、红色、橘红色和紫红色蔬菜，具有营养优势。不同颜色的水果也具有不同的营养优势。选择不同颜色蔬果是实现食物多样化的方法之一。

**多"品"**

挑选和购买蔬菜时要多变换种类，每天要选择3~5种蔬菜。水果种类繁多，每天应选择1~2种水果，首选应季水果。

### 怎样才能达到摄入足量蔬果的目标

**餐餐有蔬菜：** 在一餐的食物中，保证蔬菜量大约占1/2。

**天天吃水果：** 选择新鲜应季的水果，变换种类购买，在家中或工作单位把水果放在容易看到和方便拿到的地方，随时可以吃到。

**蔬果巧搭配：** 以蔬菜菜肴为中心，尝试一些新的食谱和搭配，让五颜六色的蔬果装点餐桌，愉悦心情。

## 强力补充优质蛋白质，击败疲劳与懒怠

建议更年期女性保证足够优质动物蛋白的摄入，以满足特殊的营养需求。比如更年期女性特别容易缺乏维生素 $B_{12}$、铁、锌等，而动物性食物是这些营养素的优质来源。但动物性食物的摄入要强调适量，避免摄入过多的饱和脂肪酸。

1. 鱼、禽、蛋类和瘦肉摄入要适量，每天 120~200 克。

2. 每周最好吃鱼 2 次（300~500 克），蛋类 300~350 克，畜禽肉 300~500 克。

3. 少吃深加工肉制品。

4. 鸡蛋营养丰富，吃鸡蛋不弃蛋黄。

5. 优先选择鱼肉，少吃肥肉、烟熏和腌制肉制品。

### 如何简单估算蛋白质的量

为了估算方便，以 7 克蛋白质为例，采用手掌估算法估算食物所含蛋白质的量。

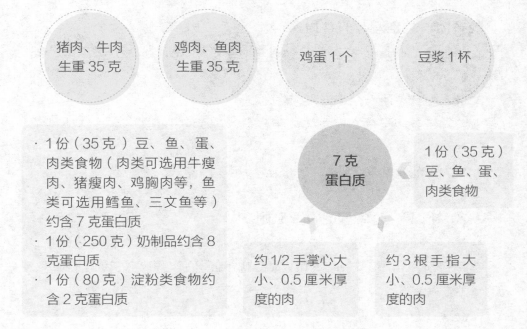

猪肉、牛肉 生重 35 克

鸡肉、鱼肉 生重 35 克

鸡蛋 1 个

豆浆 1 杯

· 1 份（35 克）豆、鱼、蛋、肉类食物（肉类可选用牛瘦肉、猪瘦肉、鸡胸肉等，鱼类可选用鳕鱼、三文鱼等）约含 7 克蛋白质
· 1 份（250 克）奶制品约含 8 克蛋白质
· 1 份（80 克）淀粉类食物约含 2 克蛋白质

7 克 蛋白质

1 份（35 克）豆、鱼、蛋、肉类食物

约 1/2 手掌心大小、0.5 厘米厚度的肉

约 3 根手指大小、0.5 厘米厚度的肉

**食物多样，合理搭配**

| | |
|---|---|
| 如何做到食物多样 | · 小份量，多几样<br>· 同类食物常变换<br>· 不同食物巧搭配  |
| 如何做到谷物为主 | · 餐餐有谷类<br>· 在外就餐，勿忘吃主食 |
| 全谷类、杂豆类和薯类巧安排 | · 全谷类、杂豆类每天吃一次<br>· 薯类宜作为主食，多蒸煮、少煎炸 |

# 18 点晚餐：越简单越好，避免影响睡眠

晚餐千万不要吃得太多，也不要吃得太晚，因为一顿丰盛、油腻的晚餐会延长食物消化时间，导致夜里依然兴奋，从而影响睡眠质量。

### 晚餐需要特别避开的食物

1.摄入含咖啡因的饮料或食物会刺激神经系统，减少褪黑素的分泌，影响睡眠。

2.摄入酒精会让人很难进入深度睡眠。

3.摄入过多产气食物如豆类、洋葱等，容易使肚子胀气，令人不舒服，影响睡眠。

4.摄入辛辣食物，会造成胃灼热及消化不良等，干扰睡眠。

### "查缺补漏"，是晚餐的首要原则

晚餐要合理搭配，注意"查缺补漏"，保证营养均衡，才能身体健康。

吃晚餐前，回想一下早餐和午餐都吃了什么，要把当天该摄入却没摄入的营养在晚餐加以补充。

比如，如果前两顿没吃粗粮，晚餐就可以蒸个红薯或煮碗杂粮粥；如果没吃足蔬菜，晚餐就可以吃一大盘青菜；如果没吃豆制品，晚餐就可以吃豆腐或豆腐干……

晚餐摄入的热量更容易转化为脂肪在体内堆积，所以晚餐要尽量少吃点。但这并不意味着晚餐可以随便吃点。晚餐长期只吃水果或零食，也会危害健康。

## 过多摄入糖类食物会给皮肤带来不良影响

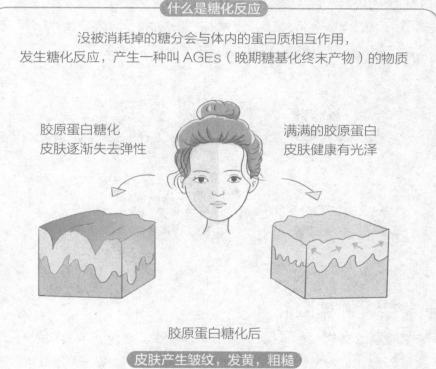

什么是糖化反应

没被消耗掉的糖分会与体内的蛋白质相互作用，发生糖化反应，产生一种叫 AGEs（晚期糖基化终末产物）的物质

胶原蛋白糖化
皮肤逐渐失去弹性

满满的胶原蛋白
皮肤健康有光泽

胶原蛋白糖化后

皮肤产生皱纹，发黄，粗糙

## 如果要吃甜食，请选对时间

多数人都知道甜食中隐藏着危害人体健康的物质，所以应不吃或少吃。但大部分女性朋友十分喜欢吃甜食，怎么吃甜食能减少甜食对身体健康的不良影响呢？这就取决于吃甜食的时间点了。上午 10 点左右和下午 4 点左右是食用甜品的最佳时间，在这两个时间段适量品尝甜食，可以消除疲劳、调整心情、减轻压力。此外，在运动前、过于疲劳与饥饿时、低血糖时可适当进食甜食，以缓解身体可能出现的不适。

## 吃饭晚的加班族可以将晚餐分成两次吃

如果由于工作或生活原因，不能按时吃晚餐，需要吃夜宵，可以将晚餐分成两次吃，这样更有利于身体健康。

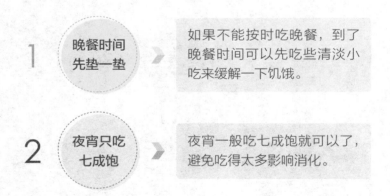

**1** 晚餐时间先垫一垫 ➤ 如果不能按时吃晚餐，到了晚餐时间可以先吃些清淡小吃来缓解一下饥饿。

**2** 夜宵只吃七成饱 ➤ 夜宵一般吃七成饱就可以了，避免吃得太多影响消化。

## 少油少盐，控糖限酒

味重油厚的食物会给大脑带来强烈的刺激，这种刺激会让人对此类食物产生依赖感，而油、盐、糖又离不开大家的日常生活，因此，日常生活中应严格限制油、盐、糖的摄入量。

现在很多人包括更年期女性在内，会因为压力大而选择喝一点酒。科学研究表明，饮酒没有任何健康益处。更年期女性应尽量避免摄入酒精。

**不同人群食盐、烹调油、添加糖的推荐摄入量和酒精的控制摄入量**

（单位：克/天）

| 项目 | 幼儿 | | 儿童 | | | 成人 | |
|------|------|------|------|------|------|------|------|
| | 2岁~ | 4岁~ | 7岁~ | 11岁~ | 14岁~ | 18岁~ | 65岁~ |
| 盐 | <2 | <3 | <4 | <5 | <5 | <5 | <5 |
| 烹调油 | 15~20 | 20~25 | 20~25 | 25~30 | | 25~30* | |
| 添加糖 | — | | <50，最好<25；不喝或少喝含糖饮料 | | | | |
| 酒精 | 0 | | | | | 如饮酒，不超过15 | |

注：*轻身体活动水平

## 5 克盐到底有多少

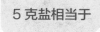 5 克相当于  **1 啤酒瓶盖**

注：一般情况下，将一个普通啤酒瓶盖去掉胶垫，盛满一平盖盐大约是6克，如果不去掉胶垫，盛得不那么满，大约就是5克。

日常可使用"餐时加盐法"：炒菜时不放盐，起锅装盘上桌后再加盐，这样吃起来菜肴咸味不减却可以减少 1/2~2/3 的用盐量。

推荐选择一些本身就有味道的蔬菜，如南瓜、番茄、洋葱等，可以有效减少对盐的需求。

日常还可使用"增酸控盐法"：在烹调过程中加入适量的醋、柠檬汁或番茄酱来调味，以提升口感，减少食盐用量。

# 早上 30 分钟有氧运动 + 晚上 30 分钟抗阻运动，越动越年轻

## 早晨 5 分钟全身拉伸

### 在床上先进行拉伸

由于睡眠时长时间保持相同的姿势，早上肌肉会僵硬。对身体进行拉伸，血流会变好，会向全身运输氧气，身体就会充满能量。

1 仰卧在被子上，一边吸气一边用左手将右腿拉向身体左侧，头转向右方，慢慢吐气，左右交替 10 次。

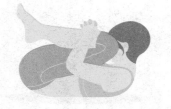

2 回到仰卧姿势，弯曲腿部，用膝盖找头部，双手环抱在小腿外，重复做 10 次。

3 回到仰卧姿势，腿部弯曲，小腿与床面呈 90 度角，臀部抬起，抬高骨盆，反复做 10 次。

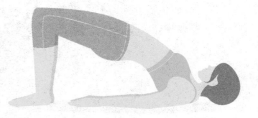

## 下床后，立位体前屈锻炼脊椎和腿筋的灵活度
每天早晨起床后做做立位体前屈，让你精神一整天。

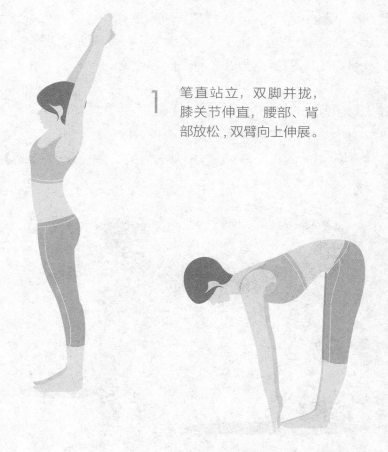

1 笔直站立，双脚并拢，膝关节伸直，腰部、背部放松，双臂向上伸展。

2 低头使下颌朝向胸部，慢慢弯腰，直到双手触摸到地面，保持姿势5秒。然后恢复站立姿势。重复动作4~5次。

　　如果身体柔韧度不够，双手无法碰到地面，那就弯腰至最低点，这个动作是为了锻炼脊椎和腿筋的灵活度，不要为了让手碰到地面而弯曲膝盖，那样起不到拉伸的作用，膝盖也不必完全伸直，稍微弯曲更能锻炼腿部肌肉。随着动作的熟练和身体柔韧性的改善，双手慢慢地就能碰到地面了。

## 30 分钟快走，分泌多巴胺，心情好状态才好

坚持每天快走 30 分钟可以提高体能，让身体保持年轻状态；可以加强腿部力量，预防腿部关节老化，减缓腿部肌肉退化；可以增强身体抵抗力，预防高血压、血脂异常等疾病；可以促进肠胃蠕动，预防便秘；还可以促进多巴胺的分泌，让人释放压力，拥有愉悦的心情。

### 采用腹式呼吸法

将腹式呼吸法与快走相结合，可以获得更好的运动效果。

**腹式呼吸法：**吸气的时候腹部凸起，呼气的时候腹部收缩，用腹部引导呼吸。

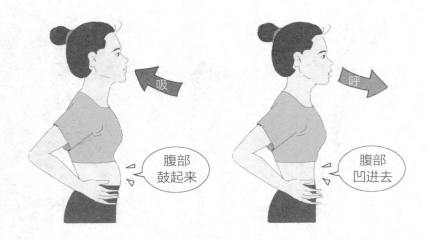

这样的呼吸方法不仅能够提高锻炼效果，还能在一定程度上缓解便秘。

### 快走不是散步，运动强度很重要

快走是介于散步和竞走之间的一种中等强度的运动方式。当达到微微气喘、心跳加快，但还能说话交流的状态时，热量消耗是普通走路的 10 倍以上。

建议每次快走 30 分钟以上，或者每次快走至少 10 分钟，全天可以累计。

## 通过"增加10分钟"活动来增加运动量，让脂肪燃烧吧

健身活动最好与日常工作和生活相结合。在"增加10分钟"活动中，最有效的就是通勤途中在目的站的前一站下公交车或者地铁，然后走到目的地。另外，在家附近购物时尽量步行，不坐电梯，养成走楼梯的习惯。

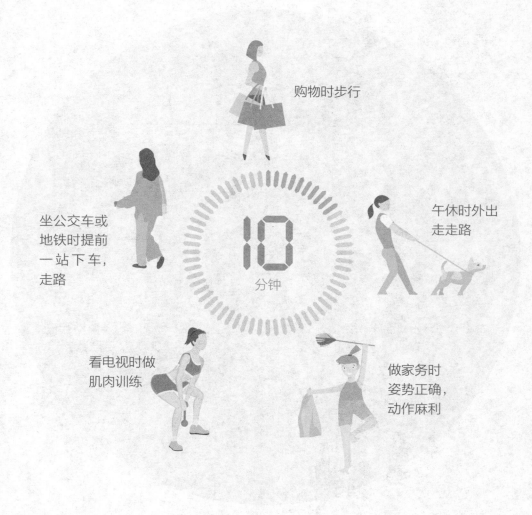

购物时步行

坐公交车或地铁时提前一站下车，走路

午休时外出走走路

10 分钟

看电视时做肌肉训练

做家务时姿势正确，动作麻利

即使只有10分钟，积攒下来的话，也可以消耗大量的热量。一般情况下，持续进行一年的"增加10分钟"活动，体重可以减轻1.5~2千克。

## 躯体伸展运动加快新陈代谢、瘦腰塑形

对不少人来说，每天工作 8 小时是不可避免的，特别是那些需要长期伏案工作的人，首先需要保持正确的坐姿。

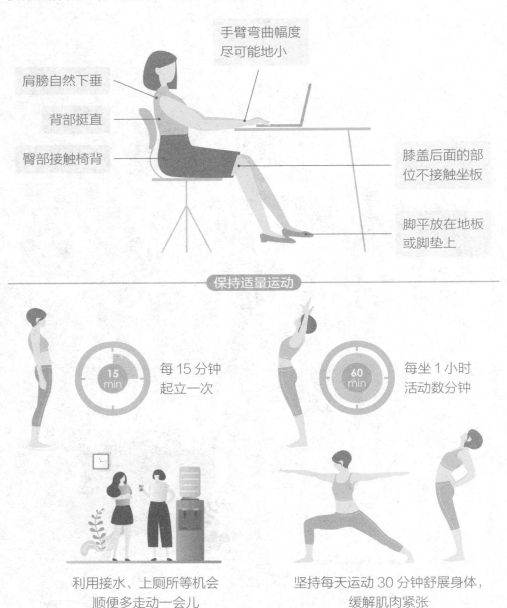

手臂弯曲幅度尽可能地小

肩膀自然下垂

背部挺直

臀部接触椅背

膝盖后面的部位不接触坐板

脚平放在地板或脚垫上

保持适量运动

15 min 每 15 分钟起立一次

60 min 每坐 1 小时活动数分钟

利用接水、上厕所等机会顺便多走动一会儿

坚持每天运动 30 分钟舒展身体，缓解肌肉紧张

别坐着，起来动一动吧

## 每天 30 分钟抗阻训练，增肌燃脂效果好

拥有平坦的腰腹是每个女性的愿望，而每天久坐导致运动量严重不足，想要拥有平坦的腰腹，就要抽出时间重点训练。

### 平板支撑

**功效：锻炼腹横肌、腹直肌**

1.俯卧于地面上，双肘弯曲支撑躯干，双手置于肩关节前，脚跟离地、脚趾支撑，将身体往上推，仅用肘部和脚趾支撑在地面上。

2.确认肩背是平直的姿势，从头到脚保持在一个平面上，若这个姿势可以稳定维持，可以逐步增加支撑的时间。

平板支撑看起来容易，但非常容易出错，很多人习惯塌腰，正确做法应该是动用核心力量，想象肚脐正向脊椎推挤。这样既可以让躯干持平，也可以保护脊椎。在支撑过程中，低头或抬头也是常见的错误姿势。

### 俄罗斯转体

**功效：锻炼腹内外斜肌**

1.坐在健身垫上，膝盖弯曲，双脚碰到地面；上半身与地面大约呈45度角，注意拉伸脊柱。躯干和大腿呈 V 字形，双臂伸直向前，两手手指交叉，随后保持腿部固定。

2.利用腹部的力量将身体向右转，再回到中心位置，之后以同样的方式将身体向左转，再回到中心位置。

在做动作的时候要动用腹部力量，放松腰背部肌肉，而不是把力量转移到腰背部。

## 自然变瘦的秘密：柔韧性训练 + 平衡性训练

椅子辅助瑜伽，可以将柔韧性训练和平衡性训练相结合，达到很好的运动效果。

### 第1式

面对椅背，双脚并拢站立，吸气，双手举过头顶，呼气。右手向前接触椅背，左手向后抓住右脚尖，收腹部，胸腔下沉，帮助延展脊柱和拉伸腿后侧，保持1分钟。反向重复动作。

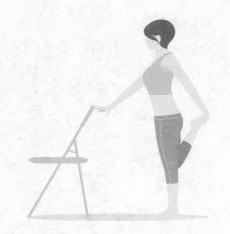

### 第2式

双手向前支撑身体放在地面上，屈右膝，右小腿着地，将左腿放在椅子上，与地面平行，左脚尖伸直，可以很好地打开髋部，保持1分钟。反向重复动作。

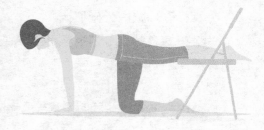

### 第3式

躺在椅子上，腰部以上悬空在椅子外侧，双手抓住椅子腿，双脚保持在地面上，关注胸腔的延展，保持1分钟。

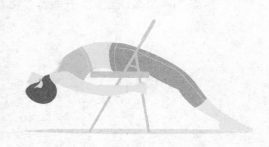

## 第 4 式

保持躺在椅子上的姿势，双臂外旋，两个手掌相对举过头顶，双腿分开与髋部同宽，绷脚背，收腹部，延展脊柱，打开胸腔，保持 1 分钟。

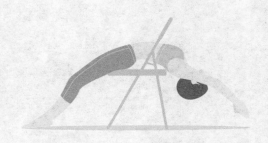

## 第 5 式

跪立，膝盖与肩部同宽，用椅子抵住上背部，双手向上，屈肘抓住椅子，可以很好地打开胸腔，保持 1 分钟。

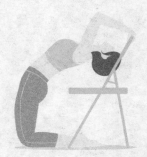

## 第 6 式

小臂撑地，双手握住椅脚，收腹部，双腿向上伸直，屈膝，双脚踩在椅子上，关注胸腔的延展，保持 1 分钟。

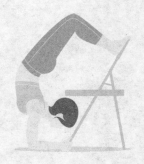

## 5 分钟面部瑜伽，改善面部皮肤下垂

　　每天坚持做面部瑜伽，可以促进面部血液循环，锻炼面部肌肉力量，使皮肤保持弹性，改善面部皮肤下垂。

**去除颈纹**

先把面部、颈部和手洗干净，擦涂适量乳液或精华；

闭上嘴巴，仰头，用指腹从下颌向下按压至锁骨；

力度轻重适度，反复按压 8~10 次。

**消除双下巴**

双唇紧闭，抬头，伸展颈部皮肤；

下巴向前推，再收回；

动态练习 10~20 次，紧致下巴处的肌肉。

**淡化法令纹**

先张开嘴巴，嘴唇向内包裹牙齿；

嘴角向两侧展开，再收回，就像发出"哇哦"的口型；

反复练习 10~15 次。

**防止面部下垂**

闭上嘴巴，两腮充满鼓鼓的气体，这股气流在左右两腮之间流动；

重复 20~30 次，按摩两腮肌肉。

# 5 分钟"脑袋放空时间"，
# 让疲劳的大脑"满血复活"

## 自我测试，看看你的大脑是否疲劳

日常生活中
如何判断大
脑是否疲劳

☐ 早晨醒来不想起床
☐ 走路抬不起腿
☐ 不想参加社交活动，尤其不愿见陌生人
☐ 懒得说话，说话声音细而短，自觉有气无力
☐ 坐下后不愿起来，时常发呆
☐ 说话、写字常出错
☐ 记忆力下降，想不起亲友的叮嘱或者忘掉几小时前的事情
☐ 提不起精神来，经常靠浓茶或者咖啡提神
☐ 嘴里发苦，饮食无味，食欲下降，不喜欢油腻食物
☐ 过度吸烟、饮酒
☐ 耳鸣、头昏、目眩、烦躁、易怒
☐ 眼睛疲劳，哈欠不断
☐ 下肢沉重，休息时总想把脚架在桌上
☐ 入睡困难，想这想那，易醒多梦
☐ 打盹不止，四肢像抽筋一般

符合 2~4 项：
说明你轻度疲劳，需要注意休息。

符合 5 项以上：
说明你重度疲劳，也许潜藏着疾病，最好去医院检查。

## 5 分钟静态冥想，释放压力

　　注意力涣散、没精神、焦躁不安等，都是大脑疲劳的征兆。大脑疲劳的根本原因就在于，意识长期以来朝向过去或未来，不在"此时此地"。这时可以进行冥想练习，将意识导向当下，以减轻压力、抑制杂念、提升注意力及记忆力、控制情绪、改善免疫力。

静态冥想

**如果浮现杂念**

· 一旦发现自己浮现杂念，
　就将注意力放回至呼吸。
· 明确产生杂念是很正常的。

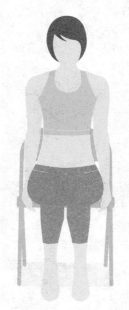

**将意识导向身体的感觉**

· 感受与周遭的接触（脚底
　与地板、臀部和椅子、手
　和大腿等）。
· 感受身体被重力吸引。

**采取基本姿势**

· 坐在椅子上，将背部稍微
　挺直，离开椅背。
· 腹部放松，手放在大腿上，
　双腿不交叠。闭上眼睛。

**注意呼吸**

· 注意与呼吸有关的感觉（通过鼻孔的空气／
　因空气出入而导致胸部及腹部的起伏／呼吸
　与呼吸之间的停顿／每一次呼吸的深度／吸
　气与吐气的空气温度差异……）。
· 不必深呼吸也不用控制呼吸，感觉就像是
　"等着"呼吸自然到来。

# 5 分钟动态冥想，赶走心烦意乱

　　疲劳的大脑容易浮现杂念，使专注力及注意力降低，进行动态冥想能有效改善专注力及注意力，实现心流状态。

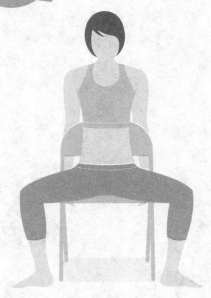

**步行冥想**

· 可自由调整速度，但建议一开始最好慢慢走。
· 将注意力放在手脚的肌肉及关节的动作、与地面接触的感觉。

**站姿动态冥想**

· 站着并将双脚打开至与肩同宽，双手伸直，从左右两侧缓缓上举。
· 将意识导向手臂肌肉的动作、血液往下流的感觉，感受重力。
· 待双手完全举起后，再以同样的方式慢慢放下。

**坐姿动态冥想**

· 坐在椅子上，将双肩缓缓地由后往前转动。
· 仔细注意肌肉及关节等的动作、感觉。
· 转完一圈后，将肩膀逆向转回去，并以同样的方式集中注意力。

# 放松训练，让疲劳的大脑"满血复活"

### 脚底冥想

在站立、走路时，将意识集中于脚底，专注感受脚底传达的感觉（是冰凉，是光滑，还是粗糙），慢慢感受自己的重心如何在脚底移动，从而得到放松。穿鞋或赤脚都可以进行。

### 饮食冥想

用舌尖慢慢感受食物的触感、温度、散发出来的气味，穿过喉咙、进入食管的细微变化，甚至感受餐具的温度、质地……把注意力放在"吃"这个动作上，渐渐地，内心会平静下来，大脑也会得到放松。

### 深层游戏

深层游戏是一种有效的休息方式，能让人暂时从工作中抽离出来，恢复精力，修复大脑。

深层游戏不是我们日常所说的游戏，而是指需要全身心投入的业余爱好，比如绘画、音乐、舞蹈、茶艺等。这种在新环境下对技能的使用、与过往经历建立的主动联系，能给人们带来持久的满足感，也能让人们得到身心的放松，从而恢复精力。

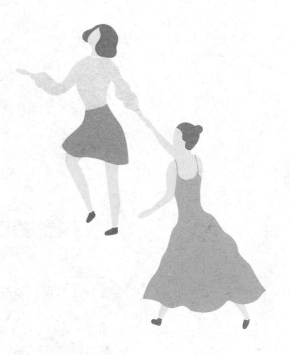

第
五
章

女人 40+,
注意补钙增肌

预防骨质疏松，延缓肌肉衰减，
提高生活质量

# 跌倒高危因素之一：
# 骨质疏松

## 失去雌激素的保护，衰老加快

　　女性到了更年期，失去雌激素的保护，体内钙的流失会加快，更易引发骨质疏松。

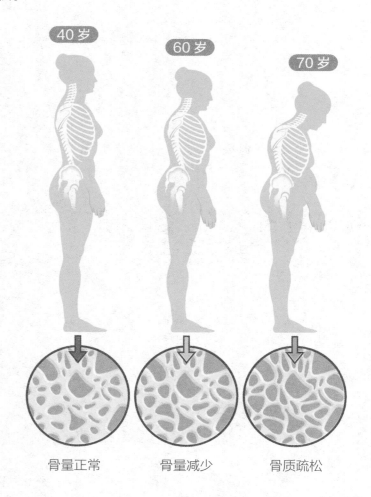

骨量正常　　　　　　骨量减少　　　　　　骨质疏松

## 骨质疏松为何偏爱绝经后女性

在骨骼里有两种细胞——成骨细胞和破骨细胞，顾名思义，一个造骨头，一个破坏骨头。在 30 岁之前，成骨细胞占优势，所以骨量会持续积累，并达到一个"骨量峰值"。在 30～40 岁，成骨细胞与破骨细胞势均力敌，骨量趋于平衡，女性体内的雌激素可以抑制破骨细胞的活动。在 40 岁以后，女性体内的雌激素水平逐渐下降；在绝经后，雌激素水平断崖式下降，此时破骨细胞无法被有效抑制，变得肆无忌惮，所以女性在绝经后更容易出现骨质疏松。

### 了解骨质疏松

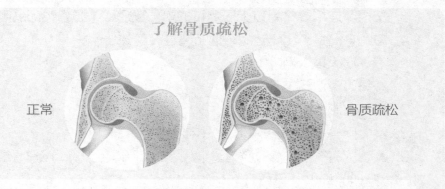

正常　　　　　　　　　　　　　　　骨质疏松

骨质疏松是一种钙质由骨骼往血液净移动的矿物质流失现象，骨量减少，骨骼内孔隙增大，呈现中空疏松现象。骨质疏松程度取决于破骨细胞和成骨细胞活性的消长。

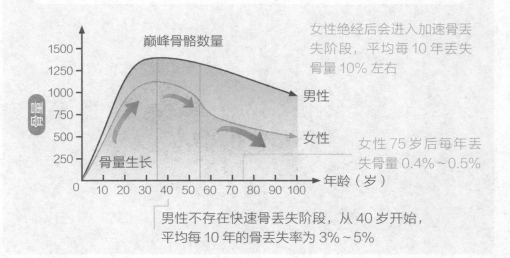

# 骨质疏松的 1 分钟自我检测法

## 第一部分

### 国际骨质疏松症基金会骨质疏松风险 1 分钟测试题

1. 您是否曾经因为轻微碰撞或跌倒就伤到骨骼？
2. 您的父母有没有过轻微碰撞或跌倒就发生髋部骨折的情况？
3. 您经常连续 3 个月以上服用可的松、泼尼松等激素类药品吗？
4. 您的身高是否比年轻时降低了超过 3 厘米？
5. 您经常大量饮酒吗？
6. 您每天吸烟超过 20 支吗？
7. 您经常腹泻吗？
8. 女士回答：您是否在 45 岁之前就绝经了？
9. 女士回答：您是否曾经有过连续 12 个月以上没有月经？
   （孕期除外）
10. 男士回答：您是否患有阳痿或缺乏性欲？

10 道测试题中只要有一道题您的回答为"是"，那就表明您有发生骨质疏松的风险。

## 第二部分

## 亚洲人骨质疏松自我筛查公式

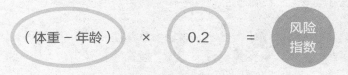

（体重 – 年龄） × 0.2 = 风险指数

（体重以千克为单位）

| | |
|---|---|
| 结果大于 –1 | 低风险 |
| 结果在 –4 和 –1 之间 | 中风险，最好去医院咨询一下，看看有哪些适合自己的预防方法 |
| 结果小于 –4 | 高风险，要赶紧去医院进行治疗 |

**例如：** 60 岁的李女士，身高 155 厘米，体重 50 千克。李女士患骨质疏松的风险指数 =（50-60）×0.2 =-2，属于中风险。

医生建议：50 岁以上的人每年都应进行自测。患有哮喘、甲状腺疾病、用过激素类药物的人，应更早做这个测试。

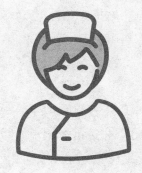

# 当心！这些不良生活习惯可导致骨质疏松

| | |
|---|---|
| "重口味"饮食 | 很多人都知道，盐吃多了会增加患高血压的风险，却很少有人知道盐吃多了还会导致钙流失。盐的化学成分是氯化钠，钠在体内存在"多吃多排"的机制，钠的代谢会增加钙的流失 |
| 过量饮用咖啡 | 咖啡因有利尿作用，会增加钙的排出 |
| 吸烟 | 研究显示，吸烟者骨密度要低于不吸烟者。同时，吸烟者骨量丢失增加、肠钙吸收减少，无论男女，吸烟都会增加骨折风险 |
| 过量饮酒 | 过量饮酒不仅会影响钙和维生素 D 的吸收，还会抑制骨的形成，直接影响补钙效果 |
| 喝含磷酸的碳酸饮料 | 磷酸可以与钙形成不溶性的磷酸钙，从而影响钙吸收 |
| 缺乏负重运动 | 缺乏负重运动，不利于骨沉积，还会增加骨量丢失 |
| 几乎不晒太阳 | 维生素 D 可以促进钙的吸收。大多数食物都不含维生素 D，而晒太阳能够促进维生素 D 的合成 |

## 每天补钙，是不是就可以预防骨质疏松了

绝经后的骨质就像是一个有缺口的木桶，补钙就像是往木桶里添水，只要缺口存在，水就始终很少。但是适当补充雌激素就可以把这个缺口补上，木桶里的水也会多起来。

### 骨质疏松并不单纯是因为缺钙

钙确实是构成骨骼的主要成分，但骨质疏松并不单纯是因为缺钙，骨质疏松主要是由于钙调节激素分泌失衡，最终导致骨质流失速度超过骨质形成速度而引起的。因此，虽然补钙可以减缓骨的丢失，改善骨矿化，但单纯补钙不能有效治疗骨质疏松。

骨质疏松的预防和治疗需在医生的指导下进行，其四个阶段的防治策略如下。

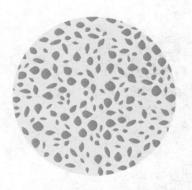

**骨量正常阶段**

主要是基本保养，坚持均衡合理饮食、增加日照和运动锻炼等有助于骨健康的生活方式。

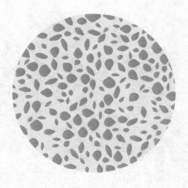

**骨量减少阶段**

除上述基本保养外，在医生指导下进行钙和维生素 D 的补充。

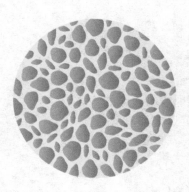

**骨质疏松阶段**

除上述各项措施外，在专科医生指导下进行抗骨质疏松药物的治疗。

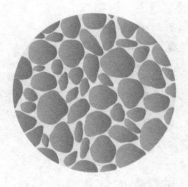

**骨质疏松性骨折**

由专科医生给予手术或非手术治疗，同时继续进行药物治疗，还要防止再次骨折的发生。

## 保证每日摄入足量的钙是不够的

仅仅保证每日摄入足量的钙是不够的，因为身体对钙的吸收受多种因素的影响，摄入的钙并不能完全被吸收。

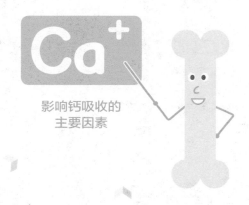

**饮食结构**
钙的食物来源种类要尽量多样化，不要从单一食物中摄取钙，以免引起钙沉积。

**户外运动**
运动能促进骨骼健康，减少骨钙丢失；运动时晒太阳能有效促进维生素 D 的合成，有利于钙的吸收。

影响钙吸收的
主要因素

**生活方式**
吸烟、酗酒、过量饮用咖啡、重口味饮食等会阻碍体内钙的吸收，导致钙吸收障碍。

**药物、激素作用**
钙必须在维生素 D 的帮助下才能被肠道吸收；钙的吸收还受到性激素、降钙素、甲状旁腺激素等的影响。

## 钙是骨骼的营养素，多补点有益无害？

缺钙会导致骨质疏松，但补钙绝非多多益善。摄入过量的钙会加重消化道的负担，出现胃痛、便秘等不适症状，更为严重的还会引起高钙血症，增加肾结石及心血管疾病的发生风险。

中国营养学会建议成人每日钙摄入量达到 800 毫克，50 岁以上人群每日钙摄入量应达到 1000 毫克。

## 除了补钙，适当运动也可预防骨质疏松

### 患骨质疏松可以运动吗

有不少骨质疏松患者害怕运动，认为运动会增加骨折的风险。其实，患骨质疏松并不意味着要停止运动，事实上，规律而恰当的运动能降低将来发生骨折的风险。

骨骼就像我们身体的脚手架，每天都承受着外界重力和自身肌肉的拉力。适当运动可以增强骨骼对外力的承受能力。

当然，这里还是要强调科学、恰当的运动。如果这种外力过大，超出骨骼的承受范围，则易发生运动损伤。

### 适当运动对骨骼的好处

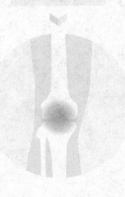

缓解骨骼疼痛

保持骨骼强度，
减少骨质流失，
降低骨折风险

增加肌肉力量，
提高平衡能力，
降低摔倒的风险

### 针对不同人群的运动建议

应根据自己的身体状况找到安全的运动方式，坚持积极的生活方式，以促进骨骼的整体健康。

适合所有人群的平衡练习

**运动目的：** 提高身体稳定性和平衡能力，降低摔倒风险。

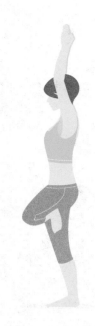

右脚单脚站立，左脚放在右大腿内侧，双手向上延展，此动作坚持10秒。然后，换成左脚单脚站立，右脚放在左大腿内侧，双手向上延展，此动作坚持10秒。

另外，缓慢柔和的太极拳可以提高身体的协调性和平衡能力，也是骨质疏松患者的理想运动。

### 适合低风险人群的运动

低风险人群即已经被诊断为骨量减少或骨质疏松，但没有骨折史的人群。

**运动目的：**维持或增强骨骼强度，降低骨折风险。

在家中可以做以下简单的训练。每周3次，每个动作结束后停顿2秒，每个动作缓慢重复10～15次，运动时保持呼吸顺畅，不要憋气。

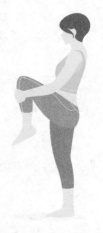

1 站立在地板上，左膝抬起，双手交叉，抱住膝盖，保持10秒。反向重复动作。

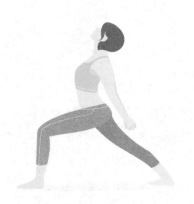

2 左腿向前迈出一步，双手在后背交叉，右腿伸直，仰头，保持10秒。反向重复动作。

还可以尝试跑步，这对脊柱和髋关节有好处。推荐每周跑步 3 次，每次 20 分钟。如果感到长时间跑步太费力，可以采取跑走结合的运动方式。

另外，如果想达到更显著的锻炼效果，可以尝试较高强度的负重训练。但是这类运动建议去医院康复科或健身房，在专业人员指导下进行，不要轻易在家中尝试。

### 适合高风险人群的运动

高风险人群即已经被诊断为骨量减少或骨质疏松，有过骨折史的人群。

**运动目的：**保持健康，降低未来再发生骨折的风险。

在家中可以做后背肌肉力量训练，在床上或地板上做都可以。每个动作保持 5 秒，然后休息 10 秒，做 2 组，每组重复 8～10 次。循序渐进，待适应后，可在背部或脚踝处增加重物，增强运动效果。

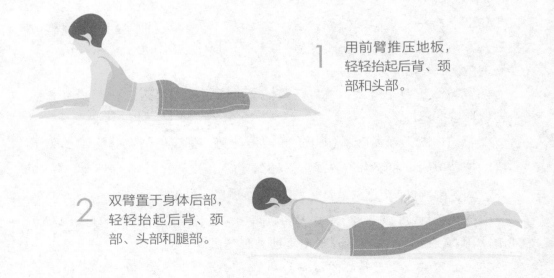

1 用前臂推压地板，轻轻抬起后背、颈部和头部。

2 双臂置于身体后部，轻轻抬起后背、颈部、头部和腿部。

**注意事项：**高风险人群应该避免高强度、不稳定、快速移动的运动，如跳跃、跑步等，以免导致骨折；还应避免向前弯腰、扭腰的运动，如仰卧起坐等，以免导致脊柱压缩性骨折。

还可进行步行、跳舞、爬楼梯等运动，可以锻炼下肢、髋部和下腰椎骨骼，还有利于心血管健康。推荐每天进行 20 分钟这样的运动。

### 还有什么需要注意的

#### 热身和拉伸

开始运动前，要做至少 10 分钟的热身运动，如行走、踏步、侧向跨步等，以活动身体、拉伸四肢。

结束运动后要缓慢、轻柔地进行肌肉拉伸运动，以防止运动损伤、提高身体的柔韧性，如拉伸大腿和小腿的肌肉，每个拉伸动作保持 8～10 秒。

为保证安全，做热身和拉伸运动时，可以扶着椅子或靠近墙角。

#### 注意避免运动风险

运动时穿舒服的平底鞋或运动鞋，穿宽松的运动服。

确保有足够的活动空间，房间的温度不要设定得过高或过低。

不要盲目进行不熟悉的运动，从做一些自己感到舒服的运动开始，逐渐增加运动强度。

运动后有一两天肌肉僵硬，这表明运动量略微比之前大，这是有利于提高运动效果的；但如果出现持续疼痛，往往可能是出现了运动损伤，需要及时就医。

如果被诊断为骨量减少或骨质疏松，需慎重考虑是否进行那些可能会令自己摔倒的运动。

如果被诊断为骨质疏松，开始任何运动前，都应先咨询医生，以选择正确的运动方法，避免骨折风险。

#### 达到更好的效果

进行负重运动才能刺激骨质增加。而通常能提高心肺功能的有氧运动，如游泳和骑自行车，并不会对骨密度造成影响。

为达到效果，要培养规律运动的习惯，每次至少运动 30 分钟，每周至少运动 5 次。

# 跌倒高危因素之二：
# 肌肉衰减

## 防止肌肉流失，对抗骨质疏松

一旦肌肉流失，保护层变薄，人的行走能力和身体的稳定性就会大幅下降，极易出现骨质疏松、骨折等问题，还会出现营养不良、免疫力低下等问题，进而增加心脑血管疾病的发病风险。所以，防止身体内肌肉含量的流失至关重要。

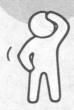

不同程度的肌肉量减少引起的损害

| 减少 10% | 免疫功能降低 |
|---|---|
| 减少 20% | 肌肉无力、日常生活能力下降、跌倒风险增加、伤口愈合延迟 |
| 减少 30% | 肌肉功能下降、患者不能独立坐起、容易发生压疮和肺炎 |
| 减少 40% | 死亡风险明显增加 |

## 肌少症——绝经女性易忽视的疾病

肌少症即肌肉减少症，临床上也称"骨骼肌衰老"或"少肌症"，指的是由衰老引起的骨骼肌质量下降和肌力减退。

肌少症是老年人生理功能逐渐减退的重要原因和表现之一。

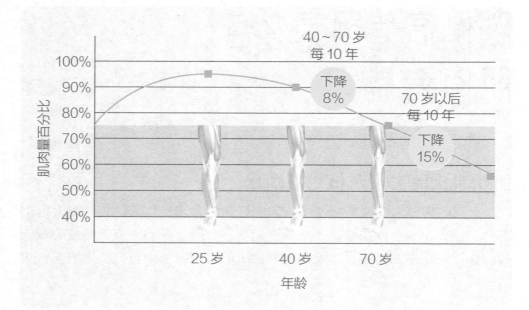

肌少症会增加老年人的住院率及医疗花费，严重影响老年人的生活质量，甚至缩短老年人的寿命。

### 肌少症的表现

1. 缺乏特异的临床表现，可表现为虚弱、容易跌倒、行走困难、步态缓慢、四肢纤细和无力等。

2. 肌肉数量减少。由于肌肉数量与骨密度呈同步变化，易发生骨质疏松或骨折。

3. 肌肉功能减退，易导致老年人摔倒、失能等不良后果。

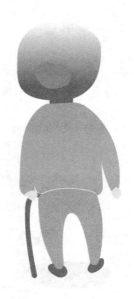

# 简单 3 步，
# 自我测试肌少症

## 测试一：测量小腿围

测量小腿围，只需要双腿站立在平整的地面上，两足分立与肩同宽，然后，找一位帮手帮忙测量，用非弹性的卷尺在小腿最粗壮处以水平位绕一周，并记录下这个长度（厘米）。

测量小腿围是最简便的一种衡量四肢骨骼肌肌肉含量的方法，在家就可以完成。

一般来说，60 岁以上的老年人群，男性小腿围 <34 厘米，女性小腿围 <33 厘米，就需要警惕，可能患有肌少症。

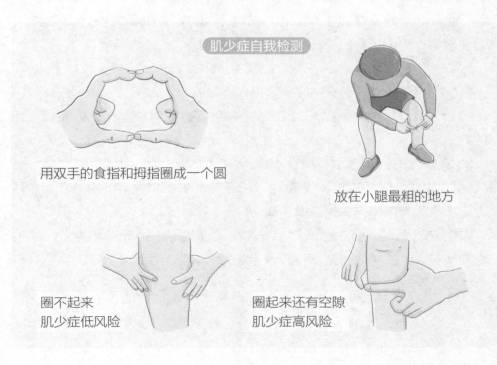

肌少症自我检测

用双手的食指和拇指圈成一个圆

放在小腿最粗的地方

圈不起来
肌少症低风险

圈起来还有空隙
肌少症高风险

## 测试二：握力测试

用握力器测定上肢握力是评估肌肉力量最常用的方法。

在一些药店或者体育用品商店可以找到免费试用的握力器。拿到握力器以后，使用优势手（惯用手）进行最大力量抓握，测试至少2次，然后取最大值即可。当然，也可以用两只手分别试试，仍然是取最大值。

**一般来说，60岁以上的老年人群，男性握力<28千克，女性握力<18千克，就需要警惕，可能患有肌少症。**

## 测试三：6米步速测量

测量步速是一种最为安全、简单的躯体功能评估方法，可以粗略评估身体的平衡、协调能力。

所谓"6米步速测量"，就是让受试者按照日常步行的速度从起点开始行走6米，中途不加速也不减速，在足尖越过测试区起点时开始计时，在足尖越过测试区终点时结束计时，记录行走时间（秒），共行走2次，取行走时间均值，计算行走速度（米/秒）。

**一般来说，60岁以上的老年人群，不论男女，如果6米步速<1.0米/秒，就需要警惕，可能患有肌少症。**

根据《老年人肌少症防控干预中国专家共识(2023)》的指导，60岁以上的老年人群，男性小腿围>34厘米，女性小腿围>33厘米，就可以大致排除肌少症。

60岁以上的老年人群，男性小腿围<34厘米，女性小腿围<33厘米，只要男性握力>28千克，女性握力>18千克，并且6米步速在1.0米/秒以上，那么，仍可以基本排除肌少症。

如果并不满足上面这些条件，就真的需要警惕肌少症的出现了。建议到老年病科、营养科或者康复科去看看医生，听听医生的建议。

# 吃对蛋白质，
# 预防肌肉流失，延缓衰老

## 留住肌肉，可以从日常膳食入手

肌肉的物质基础是蛋白质，而蛋白质由氨基酸构成，支链氨基酸中的亮氨酸是肌肉合成的启动因子，所以每天应该保证足量的蛋白质摄入。

### 每天要补充多少蛋白质

正常成人每天每千克体重需摄入 1.16 克蛋白质，而肌肉流失较多的人，每天每千克体重蛋白质摄入量应达到 1.2 ~ 1.5 克。而且要多种蛋白质搭配摄入，吸收利用率才会更高。

按照 60 千克的体重来算，辅助逆转肌肉流失，每天可以摄入约 90 克蛋白质，平均每餐可摄入 30 克。

| 推荐食物 | 食用建议 |
|---|---|
| 鸡蛋 | 建议每天食用 1 个鸡蛋 |
| 牛肉 | 为了减少脂肪摄入量，建议选择牛瘦肉。尽量选择未加工的牛瘦肉，并避免过度加工或烹调，以免减少营养价值 |
| 大豆 | 最好与谷类搭配食用，不仅可以弥补谷类蛋白质中赖氨酸含量低的缺陷，还可以弥补豆类蛋白质中蛋氨酸含量较低的缺陷，从而提高蛋白质的吸收利用率 |
| 牛奶 | 最好选择低脂牛奶或脱脂牛奶，以减少脂肪摄入量 |
| 鱼肉 | 建议每周食用 2 次水产品 |

## 推荐 5 类食物，科学补充蛋白质

| 食材类别 | 可选项 | 每日建议摄入量 |
| --- | --- | --- |
| 水产品 | 鱼类 | 40~75 克 |
| | 虾贝类 | |
| 畜禽肉 | 牛瘦肉 | 40~75 克 |
| | 羊瘦肉 | |
| | 鸡胸肉 | |
| | 去皮鸭肉 | |
| 蛋类 | 全蛋 | 40~50 克 |
| 奶及奶制品 | 牛奶 | 300~500 克 |
| | 酸奶 | |
| | 奶酪 | 相当于 300~500 克液态奶的量 |
| | 奶粉 | |
| 大豆及坚果类 | 大豆及其制品 | 25~35 克 |
| | 坚果类 | |

# 蛋白质的 5 种聪明吃法，让你年轻有活力

提高免疫力 ＞ 三文鱼、青花鱼等鱼类搭配葱 ＞ 三文鱼和青花鱼含有丰富的不饱和脂肪酸与优质蛋白质。葱含有丰富的硫化物，具有抗氧化作用。三文鱼、青花鱼等鱼类搭配葱食用，有助于提高人体免疫力。

增肌 ＞ 水煮蛋、酸奶、鸡肉搭配香蕉、红薯、米饭 ＞ 蛋白质是构成肌肉的重要成分，进行增肌运动后，及时补充蛋白质能达到更好的增肌效果。水煮蛋、酸奶、鸡肉搭配香蕉、红薯、米饭是不错的选择。

抗老瘦身 ＞ 大豆及其制品搭配高膳食纤维食物 ＞ 大豆含有大豆蛋白、大豆异黄酮、膳食纤维、多不饱和脂肪酸、植物固醇等成分，有助于调节血脂。大豆及其制品与富含膳食纤维的食物搭配食用，有助于血脂、血压的调控。富含膳食纤维的食物有燕麦、荞麦、大白菜、西蓝花等。

消除疲劳 > 猪肉搭配洋葱、生姜 > 人们感到疲劳常常与缺乏维生素 $B_1$ 有关。猪肉富含维生素 $B_1$。而洋葱、生姜具有特殊的味道，可以提神醒脑，还具有抗炎作用。猪肉与洋葱、生姜搭配食用有助于消除疲劳。

防失智 > 鸡蛋搭配十字花科蔬菜 > 鸡蛋中的胆碱、DHA（二十二碳六烯酸）有助于防止大脑老化。十字花科蔬菜富含萝卜硫素，萝卜硫素有助于预防脑炎。鸡蛋与十字花科蔬菜搭配食用，有助于预防失智。

# 适当的抗阻训练
# 可以减缓肌肉流失速度

## 防摔倒秘籍——锻炼肌肉

随着年龄的增长，肌肉会逐渐衰减。人体肌肉含量在 30 岁左右达到峰值，之后以每年 1%～2% 的速度逐渐地衰减，当肌肉衰减达到 30% 的时候，人体就会出现活动不便的表现，而通过科学锻炼可以减缓肌肉衰减的速度。

## 针对下肢：芭蕾画圈

芭蕾画圈可以锻炼下肢，主要锻炼的是髂腰肌、臀中肌、臀大肌、股四头肌和小腿三头肌。

站在墙边或者椅子边，一手扶着墙或者椅子边缘，另外一只手叉在腰间保持上半身直立，下半身做画圈动作（首先是髋关节向前屈曲，然后外展、向外侧画圈，再伸到最远端，最后回到起始位置）。练习时左、右脚各运动 10 圈为 1 组，每天做 3 组，一周做 3 次即可。

## 针对上肢：俯身臂屈伸

双脚站立与肩同宽，膝盖微微屈曲，腰椎也向前弯曲，肩关节往后旋，肘关节保持伸展的状态，再做向前屈肘动作。俯身臂屈伸可锻炼三角肌前束、肱三头肌和肱二头肌。15～20 次为 1 组，每天做 3 组。

## 防摔倒秘籍——锻炼平衡能力

平衡能力不仅受到肌肉力量的影响，还受到关节本体感觉的影响，主要与髋关节、膝关节和踝关节相关。身体平衡能力差主要表现为系鞋带时爱摇晃、猛起时有晃动感、不能单腿站立、迈不开步等。

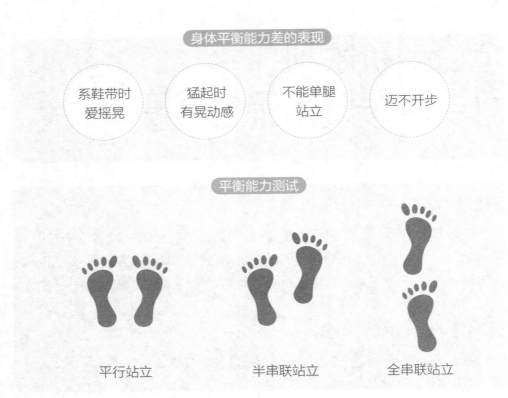

身体平衡能力差的表现

系鞋带时
爱摇晃

猛起时
有晃动感

不能单腿
站立

迈不开步

平衡能力测试

平行站立    半串联站立    全串联站立

如果平行站立、半串联站立、全串联站立都可以坚持 10 秒，说明平衡能力还是很好的。

## 增强平衡能力：下蹲提踵

双脚站立与肩同宽，做下蹲的动作后回到中立位再进行提踵。下蹲提踵可以锻炼股四头肌和小腿三头肌。特别注意，过度地弯腰或者屈膝都可能会加重腰和膝关节的负荷。15 ~ 20 次为 1 组，每天做 3 组，一周做 3 次。

## 增强平衡能力：下蹲摇摆

做下蹲动作后回到中立位，重心向一侧转移，单腿站立，另外一条腿抬起来。下蹲摇摆不仅可以锻炼膝关节、踝关节周围的肌肉，还可以对臀中肌和髋关节外展的肌肉起到锻炼作用。10 次为 1 组，每天做 3 组，一周做 3 次。

第
六
章

了不起的中年妇女

实例分享，情感共鸣，
安然共度更年期

# 家庭：生活不只是柴米油盐酱醋茶，还有琴棋书画诗酒花

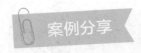

案例分享

### 更年期也能活出炫彩人生

49岁的王女士一直"内心松弛、行动积极"。面对更年期的到来，她的心态轻松又平稳。

读万卷书、行万里路，与自我对话，49岁的蔡女士用自己的方式迎接更年期的到来。

**深度解读：提起"更年期"三个字，女性总是如临大敌。"容貌焦虑""中年危机""亲子矛盾""歇斯底里""黄脸婆"等，成为形容更年期女性的关键词。但新时代女性已逐渐打破固有偏见，用她们的智慧化解更年期的各种焦虑和危机，在这一特殊时期依旧保持优雅、美丽、从容。**

## 如何经营好自己的更年期生活

### 寻找兴趣，让自己的生活充满阳光

这些年来，王女士学习了插花、煮咖啡、烹饪、舞蹈等技能，用一个又一个新鲜的标签点亮自己的生活。

她学过中餐、法餐、日料，投入了不少时间，而且自得其乐。王女士起初学习烹饪只是为了更好地照顾儿子，但随着越学越精、越学越深，分享美食已经成为她独特的交友方式之一。

提到孩子，王女士满是骄傲："每个人对自己孩子的定位都不一样，我希望我的孩子能够成为一个国际型人才，但我没有规定他的人生方向。"她鼓励13岁的儿子学习英语、法语、西班牙语，打棒球，踢足球，拉小提琴……她总是身体力行地引导孩子尝试不同的兴趣爱好，希望他能够在广阔天地中找到心之所向，这让她和儿子的亲子关系十分和谐。

### 淡定、从容，拥有积极向上的人生态度

王女士坦言："拥有瞬间处理自己情绪的能力，这一点很重要。"49岁的王女士一直"内心松弛、行动积极"。面对更年期的到来，她的心态轻松又平稳："我觉得生活是往前走的，要对未来充满期待。只要找到自己感兴趣的事情，无论什么年纪，每天都是好日子。"

### 读万卷书、行万里路，用智慧平衡家庭与事业

"一花一草，一景一物，处处是大自然的恩赐！一家人在一起，走到哪里都是家！"这是蔡女士在朋友圈晒出南京游玩照片后配的一段感悟。读万卷书，行万里路，走过红尘岁月，看尽人世繁华，49岁的蔡女士说，这就是她保持美丽的秘诀。如果在地图上把蔡女士创业时走过的路都标注一遍，会发现她的足迹遍及大江南北。23岁时，年轻的蔡女士不甘平庸，果敢辞去了安稳工作，人生重新洗牌。"我是一个比较内向的人，到了异地之后要向陌生的人群拓展业务，这对我来说挑战很大。"蔡女士回忆最初创业时的艰难，感慨万千。她说，在创业路上遇到的所有人和事，都是一笔宝贵的财富，开拓事业的同时也在开拓人生视角，更在开创自己的精神领域，这种感觉能够给人无限活力。

### 学会与自我对话

人到中年，容貌焦虑是很多更年期女性共同的烦恼。"人总要老去，顺其自然就好。"业余时间，蔡女士迷上了瑜伽，"练习瑜伽时，集中注意力，把觉知带到那个最紧绷的地方，深呼吸，逐渐地身体就会回应你。"通过练习瑜伽，她学会了与自我对话，学会接纳不完美的自己，达到身心灵的不断融合。

# 婚姻：相互体谅，适当寻求老公的帮助

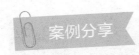 

### 当爱情走向亲情，正视"共度余生"的那份依赖

张女士原本和自己的丈夫相处得很好，两个人的感情很不错，可是到了自己更年期，张女士经常对丈夫发脾气，张女士的丈夫也是一忍再忍，两个人闹得很不愉快，婚姻也变得不那么幸福了，张女士感到很苦恼。

**深度解读：很多夫妻都要面临更年期问题。当妻子处在更年期的时候，妻子的脾气非常暴躁，经常发脾气，经常看不惯自己的丈夫。而丈夫对妻子的很多行为也难以理解，内心很不舒服。两个人之间的关系非常紧张，在这个时候婚姻也会出现危机，这就需要两个人共同去解决。当妻子处在更年期的时候，丈夫需要用正确的方式来对待她。这样一来，夫妻之间不会发生剧烈的冲突，两个人之间的感情也不会受到太大影响。**

## 如何体恤更年期的妻子

案例中张女士的丈夫并没有和张女士针锋相对，而是一直忍让，在日常生活中，他对张女士也一直非常好。张女士丈夫的这种行为也让张女士感到满意，之后两个人也就没有太多的矛盾了，彼此的关系好了起来。

张女士的丈夫能够采取正确的方式对待妻子，这样就减少了两个人发生矛盾的频率，让彼此关系更和谐。

当妻子处在更年期的时候，丈夫应该做些什么呢？

1.要有正确的认识。更年期综合征是更年期女性的病症，并不是妻子"长脾气了"，也不是她故意"找别扭"。不少丈夫因为对此缺乏认识，使家庭矛盾愈演愈烈。

2.要避其锐气。在妻子烦躁或发怒时，要回避一下，等她的情绪稳定下来。在她心境较好时，不妨给她讲些道理。

3.要同情关怀。丈夫平时应多关心妻子的身体，多分担一些家务，不要让妻子太劳累了，也要陪妻子去医院。丈夫还应说服子女尊敬妈妈，让子女理解妈妈。

4.要多一些生活情趣。丈夫可以在聊天时幽默一些，活跃气氛，让妻子开心，缓解妻子的不良情绪；也可以和妻子一起散散步、看看电影、听听音乐会，一起感受生活的美好。

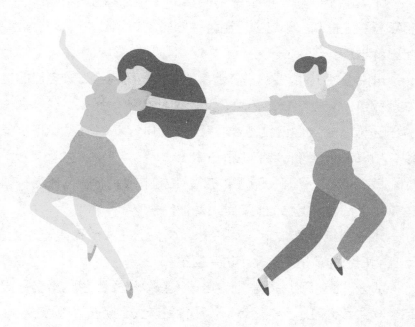

# 孩子：建立良好的沟通渠道

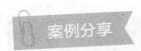 

### 当 46 岁的母亲碰上 16 岁的儿子

人到中年，事业、家庭、生理变化三重压力，很容易让女性产生坏脾气，时常因为小事而大发雷霆。46 岁的李女士也是如此。

生理原因导致李女士性格敏感多疑，儿子头发长了，让他理发，他却不理，还爱上了喷香水，她怀疑儿子早恋，看儿子哪里都不顺眼。

在李女士眼里，那个乖巧听话的宝宝叛逆了、不听话了，且不再受她控制，于是她想用各种方法控制儿子，可事与愿违，所以就与儿子产生了矛盾。

再说说她 16 岁的儿子，他小的时候没有完全形成自己的世界观和价值观，像一张白纸，父母说什么就是什么，让怎么做就怎么做。如今他已经 16 岁，已经初具自己的世界观和价值观，和母亲的观念有冲突也很正常。

举个简单的例子：孩子的表哥表弟来家里做客，作为长辈的李女士在餐桌上给他们夹菜，劝他们多吃。

儿子却觉得李女士啰唆，觉得李女士在强迫别人吃东西，而且用自己的筷子夹菜又不讲究卫生。

那么冲突来了，儿子觉得自己没错，李女士也觉得自己没错。李女士觉得儿子不懂事，儿子觉得李女士唠叨、思想落后。

**深度解读：** 当青春期遇上更年期，产生矛盾是很正常的。实际上，良性的母子关系需要建立在距离和界限上。母子之间应建立良好的沟通渠道，同时客观面对矛盾，避免情绪化处理问题。

# 更年期的母亲如何与青春期的孩子相处

### 源头控制

心理学认为，所有的控制欲都源于内心的不自信，而不少母亲都希望通过控制孩子来实现自我认同。

因此，母亲应该找到更多自我认同的方法，避免将自我认同建立在亲子关系中，母亲可以尝试在工作中、业余生活中提升自己的成就感，将自我认同从亲子关系中分离出来。

### 渠道控制

任何矛盾都是由沟通不畅引起的，大到国际问题，小到家庭问题，沟通是解决矛盾的渠道和桥梁。

因此，对于亲子沟通，更不能马虎，不能因亲情而忽略沟通。可以尝试如下方法。

1.尽量少用命令式口气对孩子说话，多换位思考，更平等地对待孩子，放下母亲的姿态，以朋友的身份来沟通。

2.尽量不用自己的负面情绪博取孩子的关心或同情，更不能用自己对孩子付出的辛苦来强迫孩子服从自己，这是一种变相的亲情绑架。

3.母亲要对自己的情感需求合理表达，不要刻意扮可怜，或者隐瞒，因为隐瞒本身就会成为亲子沟通的潜在威胁。

### 父亲不缺位

其实，不管是孩子还是母亲，本身是没有仇恨的，他们只是没控制好自己的情绪，乱发脾气而已。当更年期遇到青春期时，父亲这个角色也很重要。父亲可以做润滑剂，当母子两个人都处在极端情绪中时，父亲就要做好和事佬，安抚双方的情绪，让双方冷静下来，冷静了就可以好好沟通了。

# 自我成长：
# 当退休撞上更年期怎么办

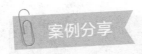

### 继续打工挣钱，享受再就业的欢愉

50岁的李女士在没有退休前就给自己找好了"下家"，无缝衔接，退休后继续打工挣钱。用她自己的话说，自己怎么看都不老，早早地赋闲，实在是浪费人才，还是继续发挥余热好。

**深度解读：** 有不少女性50岁就退休了。有人认为，这个年纪就在家安度晚年实在太早，而且正处于更年期阶段，若赋闲没什么事情可做，就会把所有的心思都放在"这儿也不舒服那儿也不痛快"的身体上，倒不如趁着还能够做些什么，继续再就业，既可以排解内心的焦虑不安，不至于过早地与社会断联，又能够安然度过更年期。

## 如何调整再就业心态

人或多或少都会有更年期症状，只是轻重不一样罢了。心态好、情绪稳定的人症状会相对较轻，心态糟糕、情绪不稳定的人症状会重些。退休后，身边的老伴还在上班，孩子外出工作、学习，一个人待在家就会胡思乱想，倒不如让自己有事情做，这样就没有时间胡思乱想了。

李女士说自己如今还在继续上班，虽然挣的钱不多，老伴也经常劝说她休息，可她还是觉得每天跟人打交道更好，这样自己每天都可以充满活力。如果自己独自在家，恐怕会"憋"出各种各样的毛病来。

其实，如果退休较早，出去再做一份工作也是一件不错的事情，既能够让余额多一点，又能够让自己少些独自在家的孤寂。

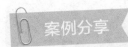

案例分享

52 岁的赵女士是那种喜欢独来独往的女性，退休后的赵女士也曾给自己找过几份工作，可干了一段时间后，总感觉备受委屈，就回归家庭了。她无意中看到网络上有老师在教写作的课程，一下子触动了内心深处多年前的愿望。她报名了写作课程，跟随老师学习了很长一段时间，感觉日子过得非常有意义，而且自己的身体也比以前更好了。她把每天的时间安排得满满的，几点锻炼、几点看书、几点写作都有固定的安排，没有时间"伤春悲秋"，也就感觉自己的身体比以前更轻盈了。身体舒畅了，情绪安稳了，心情自然就愉悦了。

赵女士说，自从开始学习写作，就发现写作是一种非常好的自我解压方式，跟老伴生气了，就用文字表达出来，实在气得厉害，自己就把老伴写进故事里，"往死里整"，写完后自己的心情也就愉快了很多。如今老伴也发现赵女士跟以前不一样了，不再跟自己较劲了，人也温柔了许多，他们夫妻间的感情也缓和了很多。

**深度解读：** 退休后，喜欢独处的女性可以在家做一些自己喜欢的事情，如看书、写作、练书法、练瑜伽等，都可以舒缓心情、减轻压力，切身体会到生活的美好，从而远离更年期不良情绪的困扰。

**情感建议**

更年期女性退休后，不论是回家陪伴照顾父母、为孩子带娃，还是继续打工、独处在家，最重要的是保养好自己的身体，调整好心态，让自己退休生活过得舒心顺遂，安然度过更年期。

# 拥抱自由的第二人生
# 从认识更年期开始

更年期，绝不是衰老的具象化

更不代表着"走下坡路"的生命深秋

面对身体和情感突来的动荡

朋友，请不必惊慌、焦虑

破除荒谬的枷锁，用科学方式积极应对

这些脆弱和疼痛，勇敢与坚韧

都是生命力绚丽绽放的体现

要知道，终身的浪漫与美丽，从爱自己开始

更年期是色彩斑斓的岁月

是你重新找回自我的岁月

认识自己的身体，照顾每一处细微的感受

让人生的下半场

持续炙热、崭新、自由